Prof. Dr. med. Dr. h. c. Joachim Grifka

Die große
Gelenkschule

beweglich, schmerzfrei, belastbar

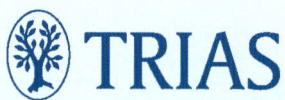

INHALT

Vorwort   4

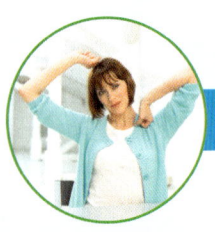

KAPITEL 1

**DAS GELENK –
EIN WUNDERWERK**   6
So funktionieren die Gelenktypen   7

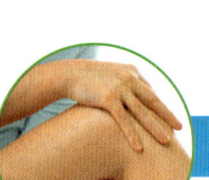

KAPITEL 2

VOLKSKRANKHEIT ARTHROSE   10
Jeder ist betroffen   11
Schleichender Beginn   12
Veränderungen des Gelenkknorpels   16
Den Ursachen auf der Spur   19

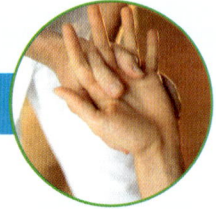

KAPITEL 3

**RHEUMA UND
GELENKINFEKTION**   22
Warum kommt es zur Entzündung?   23
Rheuma: Schmerzen
und Schwellungen   24
Die richtige Behandlung   26

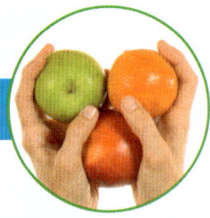

KAPITEL 4

**ERNÄHRUNG
UND HEILMITTEL**   28
Weg mit überflüssigen Pfunden!   29
Weniger Fleisch –
weniger Schmerzen   31
Bewährte Anwendungen   33
Gut wirksame Medikamente   34

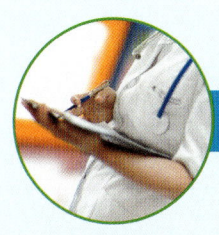

KAPITEL 5

OPERATION ALS CHANCE 36

Wann ist ein Eingriff nötig? 37
Gelenkspiegelung:
Arthroskopie 37
Offene Operation:
Arthrotomie 46
Gelenkmodellierung:
Arthroplastik 47
Weitere Operationsmethoden 48
Endlich schmerzfrei:
künstliches Gelenk 52
Nicht immer sinnvoll: Zement 62
Besonders wichtig:
die Nachbehandlung 63

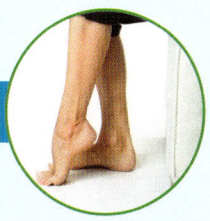

KAPITEL 7

ÜBUNGEN FÜR DIE GELENKE 90

Fit in den Tag 91
Workouts für zwischendurch 107
Sport trotz Gelenkbeschwerden? 115

Glossar 117
Hilfreiche Adressen, Literatur 119
Register 119
Impressum 120

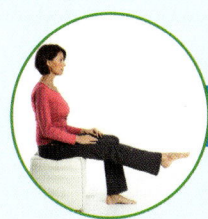

KAPITEL 6

**SINNVOLL SCHONEN,
RICHTIG VORBEUGEN** 74

Die 10 Regeln der Gelenkschule 75

Gesund sein ist Vergnügen,

gesund werden ist Bemühen.

Vorwort

Liebe Leserin, lieber Leser,

arthrosebedingte Gelenkbeschwerden sind eine Volkskrankheit. Zuverlässige Schätzungen gehen davon aus, dass in Deutschland 15 Millionen Menschen an behandlungsbedürftigen Arthrosebeschwerden leiden. Die betroffenen Gelenke sind in ihrer Beweglichkeit und Belastbarkeit eingeschränkt. Oft können die Patienten ihre täglichen Aufgaben nicht mehr in vollem Umfang erfüllen. Ihre Gesamtbeweglichkeit und Belastbarkeit ist so reduziert, dass sie längere Wege meiden und sich schließlich ganz auf die häusliche Umgebung beschränken müssen. Gerade ältere Menschen befinden sich dann in der Gefahr, aufgrund der mangelnden Mobilität Folgeerkrankungen zu erleiden, beispielsweise im Herz-Kreislauf-Bereich.

Die ersten Beschwerden treten in der Regel unerwartet auf und machen sich möglicherweise dadurch bemerkbar, dass ein Gelenk plötzlich nicht mehr voll belastet werden kann oder in seiner Bewegung behindert ist. Mitunter kommt es auch zu einer schleichenden Entwicklung, bei der die Beschwerden allmählich schlimmer werden und schließlich zu Einschränkungen im täglichen Leben führen. Anfänglich – solange die Beschwerden noch halbwegs erträglich sind – versucht man, sich mit einfachen Maßnahmen selbst zu helfen. Manches Hausmittel oder Empfehlungen von Bekannten werden ausprobiert, ohne dass man eine Vorstellung davon hat, was tatsächlich aufgrund der Arthrose im Gelenk geschieht und warum Schwellung, Überwärmung und Bewegungs- oder Belastungsschmerzen auftauchen.

Weil es sich um eine Volkskrankheit handelt, von der Millionen Menschen betroffen sind, hat sich ein großer Markt für Firmen entwickelt, die die verschiedensten Produkte anpreisen. Die wenigsten davon sind jemals zuverlässig geprüft, geschweige denn in ihrer Wirksamkeit belegt worden. Ich kann nur zur Vorsicht mahnen, damit Betroffene nicht aufgrund von Werbeversprechen viel Geld für Therapien ausgeben, deren Wirkung wissenschaftlich nicht erwiesen ist. Die Arthrose-Liga hat es sich zur Aufgabe gemacht, Betroffene auch in dieser Hinsicht aufzuklären.

Lassen die Beschwerden nach, ist man geneigt, dies als Erfolg der Therapie anzusehen. Sie müssen jedoch wissen, dass die Beschwerden der Arthrose ganz typisch einen phasenartigen Verlauf mit akuten Beschwerden über mehrere Wochen und einer anschließenden vorübergehenden Besserung zeigen. Sie dürfen also nicht dem Trugschluss erliegen, dass die Therapie gefruchtet oder gar das zuletzt angewendete Mittel Hilfe gebracht hätte.

Man kann und sollte als Patient vieles selbst tun, um die Beschwerden zu lindern, die schmerzarme Phase der Besserung zu erreichen und lange zu bewahren. Hierzu gibt dieses Buch eine Fülle von Informationen.
Außerdem möchte es dem Patienten helfen, mehr über seine Krankheit zu erfahren und die Zusammenhänge besser zu verstehen. Dazu werden die anatomischen Grundlagen eines Gelenks, die typischen Krankheitsverläufe sowie die verschiedenen Krankheitszeichen (Symptome) beschrieben und erklärt. Die Entscheidung des Arztes für die jeweilige Behandlung wird damit für den Betroffenen nachvollziehbar. Der Leser kann so zum mündigen Patienten und informierten Partner des Arztes werden.

Ein wichtiges Anliegen dieses Buches ist es schließlich, dass der Patient erfährt, was er selbst gegen seine Beschwerden tun kann. Es wird auf spezielle Verhaltensmaßnahmen hingewiesen, die die Behandlung des Arztes unterstützen.
Wer an Arthrose leidet, kann mit richtigem Verhalten und gezieltem Training wesentlich zur Besserung seiner Beschwerden beitragen. Mit diesem Ziel wurde das spezielle Konzept der »Gelenkschule« zur Patienteninformation und -schulung entwickelt. Das vorliegende Buch geht systematisch auf Fragen und Probleme ein, die immer wieder von Betroffenen angesprochen werden.

Ich empfehle Ihnen, zunächst das einleitende Kapitel über die allgemeine Anatomie von Gelenken zu lesen. Danach sollten Sie gezielt diejenigen Textstellen durchgehen, die Ihre Erkrankung behandeln. Anschließend können Sie sich mit den Verhaltensmaßnahmen und Übungen der Gelenkschule befassen.

Prof. Dr. med. Dr. h. c.
Joachim Grifka

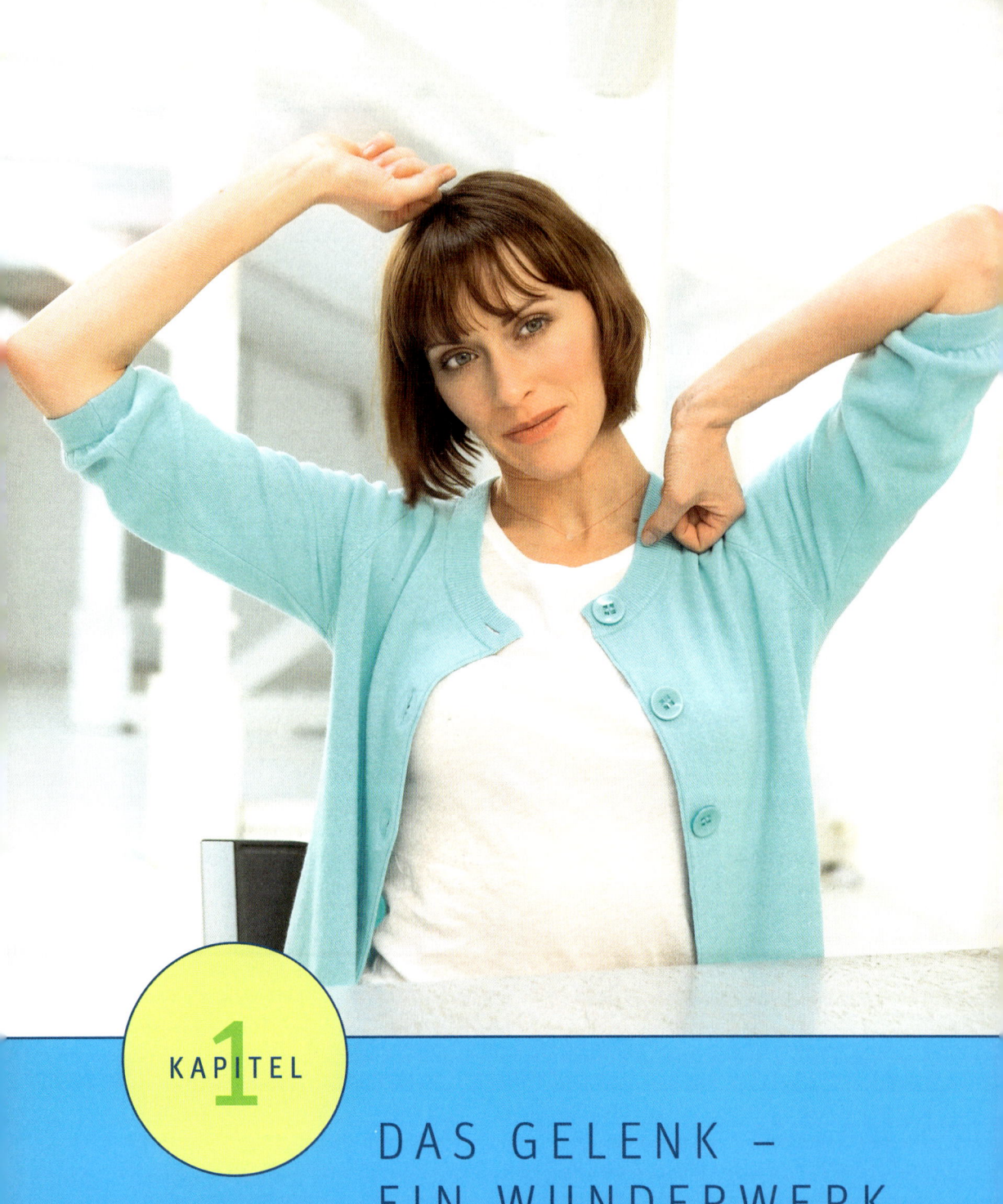

DAS GELENK –
EIN WUNDERWERK

Wie ist ein Gelenk aufgebaut? Wie funktionieren die
unterschiedlichen Gelenktypen? Warum haben die Muskeln und Bänder eine so große Bedeutung? Auf diese
und viele weitere Fragen erhalten Sie jetzt Antworten.

So funktionieren die Gelenktypen

Die meisten Knochen in unserem Körper sind durch bewegliche Gelenke miteinander verbunden. Sie alle haben eine mechanische Funktion. Es gibt ganz unterschiedliche Typen von Gelenken. Die Finger- und Zehengelenke beispielsweise sind nach dem Typ eines Scharniergelenks aufgebaut. Die Bewegung findet in einer Ebene statt (Streckung und Beugung). Eine seitliche Bandverspannung sichert das Gelenk gegen eine Verkippung aus dieser Bewegungsachse und wirkt gleichzeitig als passive Führung.

Anders verhält es sich mit dem Hüftgelenk. Es ist ein typisches Kugelgelenk, bei dem die Bänder rundherum in einer Kapsel wie mit einer Bänderschraube angeordnet sind. Daher können wir mit dem Hüftgelenk weit ausfahrende Bewegungen in alle Richtungen machen, während die Bänderverspannung, die das ganze Gelenk umfasst, für eine Sicherung sorgt.

Idealer Puffer: der Gelenkknorpel

Die knöchernen Kontaktflächen der Knochenenden sind mit Gelenkknorpel überzogen. Dieser hat sehr bedeutende Aufgaben: Zum einen kann er den Belastungsdruck zwischen den Knochen dämpfen, zum anderen verfügt er über eine besonders glatte Oberfläche, durch die die beiden Knorpelschichten fast ohne Widerstand gegeneinander bewegt werden können. Die Knorpelschicht ist – je nach Größe des Gelenks – bis zu vier Millimeter dick und haftet fest an dem darunterliegenden Knochen.

Die Scharnier- und Kugelgelenke, zwei sehr unterschiedliche Gelenktypen, kommen im menschlichen Körper in vielen Variationen und Mischformen vor.

Der Gelenkknorpel hat keine Nerven, er ist also nicht schmerzempfindlich. Zudem verfügt er nicht über Blutgefäße. Daher können im Knorpel keine Nähr- und Schlackenstoffe abtransportiert werden, so wie das sonst in menschlichen Geweben üblich ist. Der Knorpel kann sich nur durch die Gelenkflüssigkeit (Gelenkschmiere = Synovia) ernähren. Es findet quasi eine Durchtränkung mit der Gelenkflüssigkeit statt. Wenn die Knorpelschichten ohne gegenseitigen Druck sind, können sie sich mit Flüssigkeit aus der Gelenkschmiere füllen, sie nehmen also Nährstoffe auf. Liegen sie mit Druck aufeinander, so wird aus dem Gelenkknorpel Flüssigkeit herausgepresst

INFO

WICHTIG FÜR DIE KNORPELERNÄHRUNG

Sowohl die Gelenkschmiere als auch regelmäßige Bewegung sind von großer Bedeutung für die Ernährung des Gelenkknorpels. Der Ernährungsvorgang durch Wechseldruckbelastung ohne Durchblutung wird auch Diffusion genannt.

und damit werden auch Schlackenstoffe an die Gelenkschmiere abgegeben.

Mobilisieren das Gelenk: Muskeln und Sehnen

Muskeln und Sehnen sind die Voraussetzung für die aktive Bewegung eines Gelenks. Außerdem kann ein Gelenk durch Muskelanspannung stabilisiert werden. Die Muskeln also bringen die Kraft für die Bewegung und Stabilisierung auf. Sie enden in Sehnen und sind durch diese mit dem Knochen verbunden. Die Funktion der Sehnen können Sie sich wie Seilzüge vorstellen: Bei Anspannung verkürzen sich die Muskeln, die Sehnenenden der Muskeln werden einander angenähert. Dadurch werden die Knochen in Richtung der Muskelanspannung bewegt. Muskeln finden sich an allen Seiten, zu denen ein Gelenk hinbewegt werden kann. Spannen Sie Ihre Muskeln auf der einen Seite an, so kommt es automatisch zur Entspannung (Dehnung) der Muskeln der Gegenseite. Deshalb spricht man auch von Muskel (Agonist) und Gegenmuskel (Antagonist). Diese Begriffe werden wechselseitig gebraucht, je nachdem welcher Muskel gerade angespannt wird. Der Muskelzug bestimmt aber nicht nur die Bewegung, sondern er bewirkt auch eine zusätzliche Stabilisierung durch dosierte Anspannung, was schließlich das Gelenk

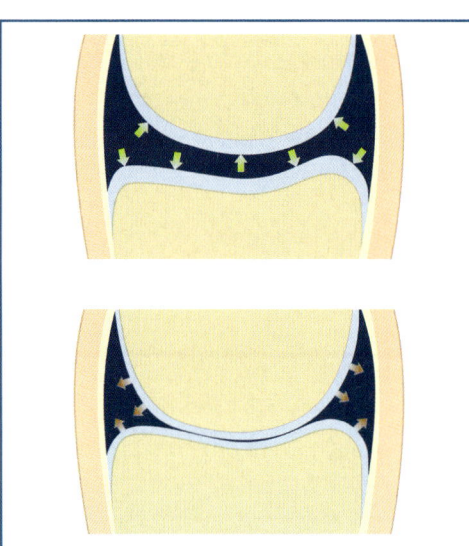

Oben: Sind die Gelenkflächen ohne Druck, nehmen sie aus der Gelenkflüssigkeit Nährstoffe auf.

Unten: Liegen die Gelenkflächen mit Druck aufeinander, so wird Flüssigkeit mit Schlackenstoffen herausgepresst.

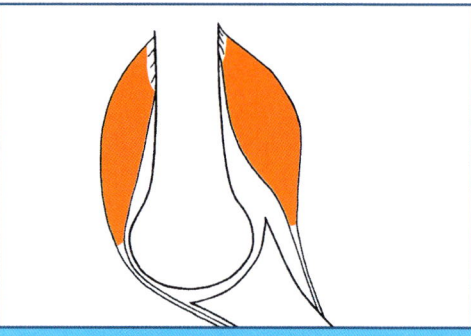

Muskeln überspannen das Gelenk und setzen über Sehnen am Knochen an. Durch die Anspannung der Muskulatur auf der einen Seite wird die entspannte Muskulatur der anderen Seite gedehnt. Bei Anspannung beider Muskeln (Muskel und Gegenmuskel) wird das Gelenk muskulär stabilisiert.

in seiner Position sichert. Nach diesem grundsätzlichen Prinzip funktionieren auch kompliziert aufgebaute Gelenkketten, beispielsweise im Bereich der Wirbelsäule.

Stabilisieren passiv: die Gelenkbänder

Die Bänder sorgen dafür, dass die beiden Gelenkpartner auch bei Bewegung, bei Streckung und Beugung, in der richtigen Position zueinander gehalten werden. Die seitlich verlaufenden Bänder, beispielsweise das Innen- und das Außenband am Knie, hemmen nicht das Bewegungsausmaß, sondern sie stabilisieren die Knochen gegen seitliche Verkantungen. Durch die Kapselstruktur, die bei der Bewegung in Streckung und Beugung angespannt wird, kommt es zu einer Begrenzung des Bewegungsmaximums. Dies ist der Grund dafür, dass ein Gelenk nicht über die gerade Stellung hinaus überstreckt werden kann.

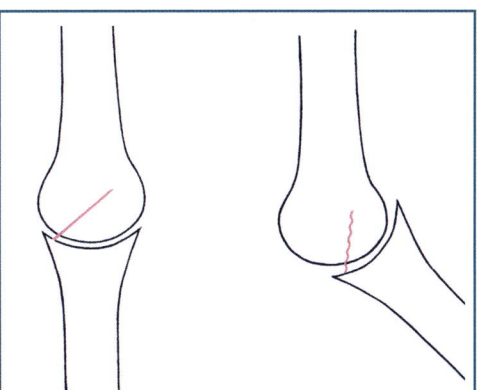

Bandverspannung innerhalb eines gelenks. Links: Die Bewegung ist eingeschränkt, wenn das Band (pink) angespannt ist. Die Bandverspannung kann das Gelenk stabilisieren. Rechts: Die Bewegung in die entgegengesetzte Richtung ist frei; dann ist das Band entspannt.

Aktiviert den Stoffwechsel: die Gelenkschleimhaut

Während die Gelenkkapsel nach außen hin mit Bandzügen verwachsen ist, ist sie an ihrer Innenseite – zum Gelenk hin – mit Schleimhaut (Synovialis) überzogen. Diese produziert die Gelenkflüssigkeit (siehe Seite 7). Die Gelenkschleimhaut sondert auch Ernährungssubstanzen für das Gelenk ab, insbesondere für den Gelenkknorpel. Ebenso werden Stoffwechselprodukte (Schlackenstoffe) von der Gelenkschleimhaut aufgenommen und weiter abtransportiert.

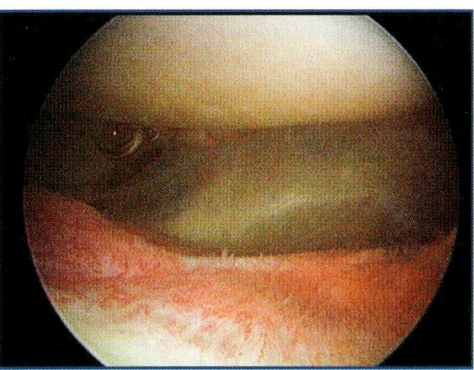

Bild der Schleimhaut des Kniegelenks: In der Vergrößerung sieht man die zahlreichen Zotten, die über kleinste Blutgefäße Flüssigkeit in das Gelenk geben (Nährstoffe) und Flüssigkeit aus dem Gelenk aufnehmen (Schlackenstoffe).

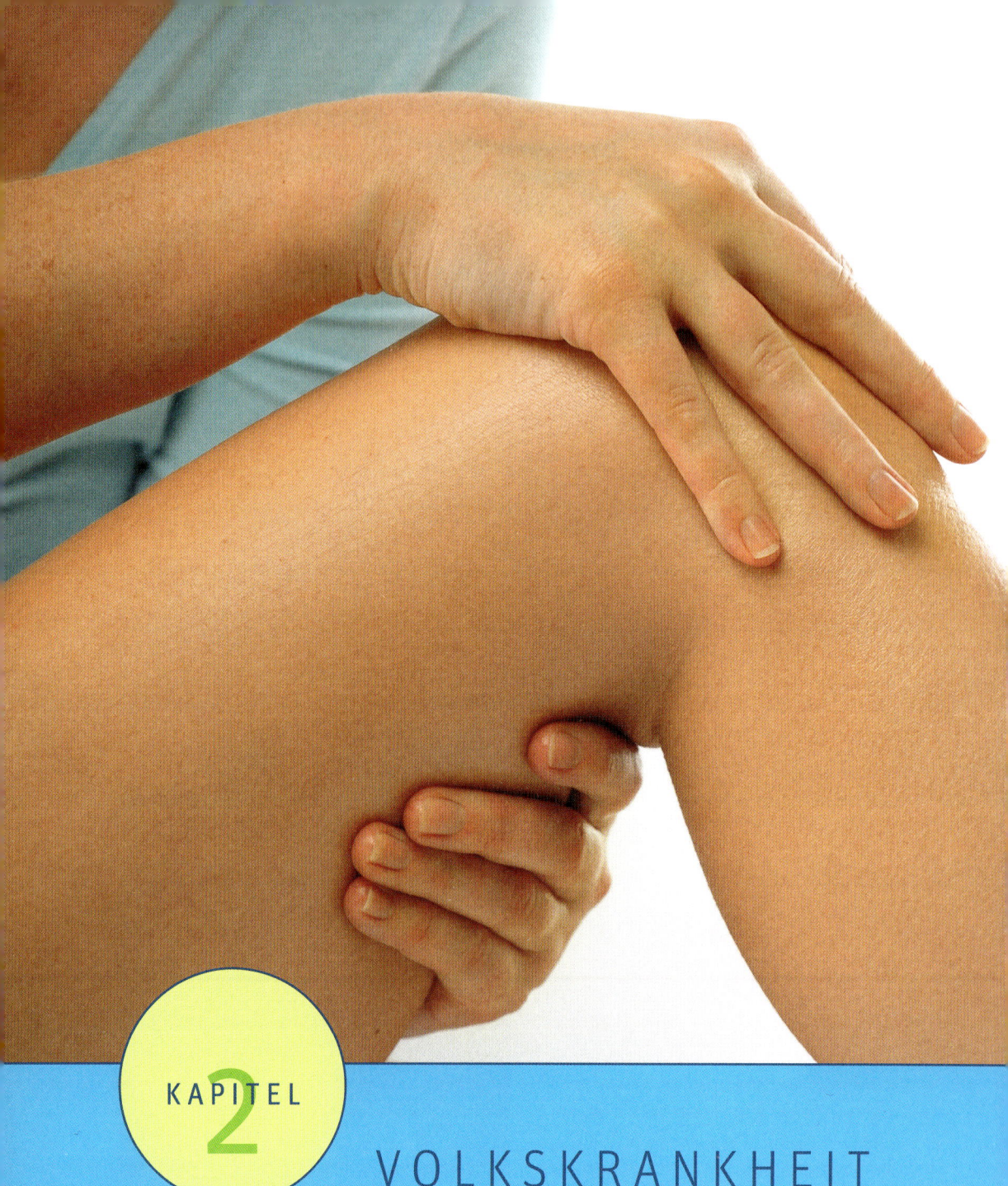

KAPITEL

2

VOLKSKRANKHEIT ARTHROSE

Im Laufe seines Lebens erfährt jeder Mensch eine Abnutzung der Gelenke. Kritisch wird es jedoch erst, wenn der Verschleiß so ausgeprägt ist, dass Beschwerden auftreten. Beugen Sie daher vor!

Jeder ist betroffen

Der Begriff »Arthrose« beschreibt die Degeneration, also den Verschleiß eines Gelenks. Alle Lebewesen, nicht nur wir Menschen, sondern auch die Tiere, erleiden im Laufe ihres Lebens Alterserscheinungen an den Gelenken. Die Ausprägung der Abnutzung kann jedoch recht unterschiedlich verlaufen. Selbst bei vergleichbaren Abnutzungserscheinungen sind die Beschwerden bei jedem anders.

Neben der individuellen Neigung (Disposition) zu Abnutzungserscheinungen an den Gelenken ist mittlerweile eine Reihe von Ursachen bekannt, die für einen vermehrten Verschleiß mitverantwortlich sind. Im Folgenden lernen Sie die Faktoren kennen, die Sie vermeiden sollten, damit Sie einer möglichen Arthroseentwicklung und dem Reizzustand von Gelenken vorbeugen.

Um einer Arthrose frühzeitig entgegenzuwirken, wird eine Kombination aus Hausmitteln und Maßnahmen der modernen Medizin empfohlen.

Jeder verspürt im Laufe seines Lebens einmal ein Ziehen im Rücken oder ein Stechen im Kniegelenk. Wir Mediziner führen dies auf Gelegenheitsursachen zurück, wie beispielsweise eine Verdrehung im Rücken oder eine Bandzerrung am Kniegelenk. Diese kurzen, vorübergehenden Phänomene sind aber leider schon erste Anzeichen einer sich entwickelnden Arthrose. Bis sich das ausgeprägte Bild einer Arthrose zeigt, die sich typischerweise durch Gelenkschwellung, Bewegungsschmerz, Rötung und Überwärmung äußert (siehe Seite 13), dauert es oft noch geraume Zeit. Nehmen Sie allerdings schon erste Anzeichen wahr, sollten Sie sich dadurch bereits zur Vorsicht ermahnt fühlen und gegensteuern! Wie das geht, erfahren Sie ab Seite 74.

Hat sich dann im Laufe der Jahre das typische Bild der Arthrose mit ernsthaften Beschwerden entwickelt, so sind die Behandlungsmöglichkeiten nur noch begrenzt. Ein eingetretener Knorpelverschleiß kann nicht mehr rückgängig gemacht werden. Dieser Tatsache sollten Sie sich bewusst sein.

15 Millionen Deutsche leiden unter Arthrose

Epidemiologische Untersuchungen zeigen anhand der Bevölkerungsentwicklung, dass in der westlichen Welt zehn Prozent der Erwachsenen ständig an behandlungsbedürftigen Arthrosen leiden. Eine Häufung findet sich vor allem ab dem 60. Lebensjahr. Aber auch in jungen Jahren leiden Menschen an behandlungsbedürftigen Arthrosen. Gemeint sind damit ausgeprägte Gelenkbeschwerden, die eine Funktionseinschränkung zur Folge haben, also beispielsweise eine verminderte Gehfähigkeit aufgrund einer reduzierten Belastbarkeit oder wegen ausgeprägter Schmerzen. Insgesamt geht man davon aus, dass in Deutschland rund 15 Millionen Menschen an therapiebedürftigen Arthrosebeschwerden leiden.

Im Röntgenbild sieht man die typischen Arthrose-Zeichen des Gelenkverschleißes sogar bei noch mehr Menschen. Bis zum 50. Lebensjahr zeigen 15 Prozent der Kniegelenke arthrotische Veränderungen, bis zum 80. Lebensjahr 70 Prozent. Nicht immer sind diese im Röntgenbild sichtbaren Veränderungen mit Beschwerden im Alltag verbunden. Gerade zu Anfang entwickelt sich die Arthrose oft unbemerkt. Daher ist eine gezielte Vorbeugung so wichtig.

Am häufigsten betroffen sind die gewichtsbelasteten Gelenke von Knie und Hüfte. Danach folgen Wirbelsäule, Fingergelenke und Großzehengrundgelenk.

Berücksichtigt man, dass die Erkrankung typischerweise einen phasenartigen Verlauf zeigt mit wochenlang vermehrten Schmerzen und dann folgendem Intervall verminderter Beschwerden, so ist die Zahl der Menschen mit behandlungsbedürftigen Arthrosen etwa doppelt so hoch anzusetzen, wenn man einen Zeitraum von mehreren Monaten einbezieht. Aufgrund der sehr großen Anzahl der Arthrosepatienten spricht man also zu Recht von einer Volkskrankheit.

Schleichender Beginn

Unabhängig von den Ursachen ist der Verlauf einer Arthrose stets gleichförmig. Sie lesen jetzt, warum es überhaupt zu Veränderungen im Gelenk, vor allem am Knorpel, kommen kann. Ausgegrenzt werden hier zunächst Infektionen und rheumatische Erkrankungen. Darüber erfahren Sie mehr ab Seite 22.

Zentrales Element der arthrotischen Gelenkveränderung ist der Gelenkknorpel (siehe Seite 14). Im Laufe eines Lebens machen alle Strukturen des Körpers einen Alterungsprozess durch. Dies ist völlig normal und hat nichts mit Krankheit zu tun. Treten jedoch übermäßige Abnutzungserscheinungen auf oder kommt es verfrüht zu einem Verschleiß, so wird dies als krankhafte Veränderung bezeichnet. Arthrotische Veränderungen bemerken Sie in der Regel nicht plötzlich, sondern sie treten schleichend ein, zeigen sich anfangs nur durch geringe und gelegentliche Beschwerden, die oft nicht ernst genommen werden. Dieser Zustand kurzzeitig wahrnehmbarer, zunächst nur leichter Beschwerden besteht manchmal über einige Jahre hinweg, ohne dass es zu einer weiteren Veränderung kommt. Zur Linderung des Reizzustands werden mitunter folgerichtig sogenannte Hausmittel eingesetzt, etwa kalte Packungen (siehe Seite 33).

Zunehmende Schmerzen

Nach und nach werden die Episoden der Gelenkschmerzen heftiger und länger. In dem typischen phasenhaften Verlauf gibt es zwar immer wieder Zeiten der Beschwerdeerleichterung, doch werden diese Phasen kürzer, und statt beschwerdefreier Intervalle erlebt man nur noch Zeiten der Beschwerdelinderung. Anzeichen für das Fortschreiten der Arthrose sind ein sogenannter Anlaufschmerz sowie ein Belastungsschmerz. Mit Anlaufschmerz ist gemeint, dass nach einer Ruhepause, beispielsweise nach län-

INFO

DIE ERSTEN ANZEICHEN VON ARTHROSE

Wollen Sie ein Gelenk in vollem Umfang bewegen, verspüren Sie vielleicht einen leichten Dehnungsschmerz. Möglicherweise zieht es auch zeitweise im Gelenk oder es treten manchmal Knack- und Reibegeräusche (Krepitationen) auf. Die ersten Symptome sind oft ähnlich wie die beim Verstauchen, wenn also Bänder überdehnt werden.

gerem Sitzen oder auch frühmorgens beim Aufstehen die ersten Bewegungen wehtun. Nach wiederholtem Bewegen und Beanspruchen des Gelenks folgt dann in der Regel eine mehr oder minder lange, relativ beschwerdefreie Zeit.

Von Belastungsschmerz spricht man, wenn man bei anhaltender Belastung oder größerer Beanspruchung zunehmende Schmerzen verspürt. In einem fortgeschrittenen Stadium, also bei ausgeprägter Arthrose, verursacht jede Bewegung und Belastung Schmerzen.

Mit immer stärker werdender Ausprägung der Arthrose kommt es zu einer Reizung des gesamten Gelenks. Dann zeigen sich die sogenannten Entzündungszeichen: Neben Schmerzen sind dies Rötung, Schwellung und Überwärmung. Dieser Reizzustand und der stete Schmerz führen zu einem Funktionsverlust des Gelenks, was auch die heftigen Beschwerden erklärt.

Stadien der Knorpelveränderung – Chondromalaziegrade

Im ersten Stadium (Chondromalazie Grad I) lagert der Knorpel vermehrt Flüssigkeit ein. Er quillt auf, wird weicher und unelastischer. Die Oberfläche als solche ist noch glatt und elfenbeinfarben.

Im zweiten Stadium (Chondromalazie Grad II) zeigen sich auf der Knorpeloberfläche feine Auffaserungen, die aussehen wie Fransen oder wie ein Rasen. Diese Auffaserung kann in die Tiefe fortschreiten und an einzelnen Stellen zu Zerklüftungen führen. Aus den Auffaserungen lösen sich erste Partikel, und es kommt zu einer leichten Reizung der Gelenkschleimhaut.

Im dritten Stadium (Chondromalazie Grad III) ist der Knorpel in großen Anteilen zerklüftet. Es können ganze Knorpelstücke unterhöhlt sein und kleine Knochenanteile freiliegen (Ulcus). Die abgebauten Knorpelpartikel zersetzen sich (Detritus) und führen zu einer massiven Reizung der Schleimhaut. Die Entzündungszeichen der Arthrose (Rötung, Schwellung, Überwärmung und Schmerz) sind deutlich ausgeprägt.

Im vierten Stadium (Chondromalazie Grad IV) ist der Knorpel in großen Anteilen bis zum Knochen abgenutzt, so dass Knochenanteile ohne Knorpelbedeckung freiliegen. Oft gibt es nur noch einzelne Knorpelinseln. Der Knochen im gewichtsbelasteten Gelenkbereich ist verdichtet (Sklerose). In Randbereichen haben sich in der Regel Zacken (Osteophyten) ausgebildet. Schon geringe Bewegungen und Belastungen führen dann zu starken Schmerzen, denn das Gelenk ist völlig zerstört.

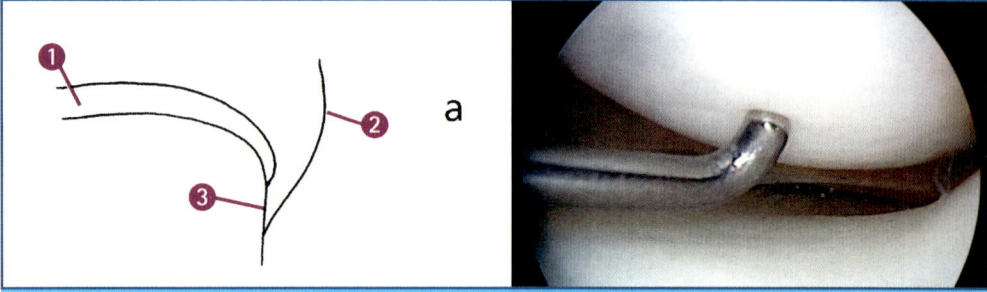

a) Glatter Gelenkknorpel (1). Unauffällige Schleimhaut (2). Unauffälliger Knorpel-Knochen-Übergang (3). Rechts: Fester, weißer Knorpel bei Arthroskopie.

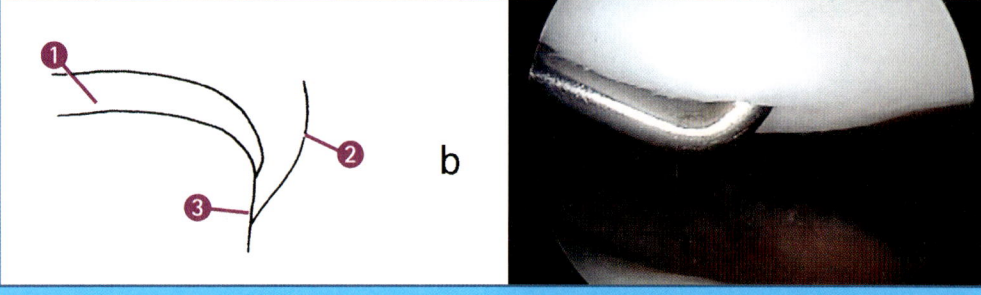

b) Erste Knorpelveränderung (Chondromalazie Grad I): Der Knorpel (1) hat auch eine glatte Oberfläche, ist aber verdickt und weich. Die Schleimhaut (2) kann gereizt sein und eine Rötung aufweisen. Die Knorpel-Knochen-Übergangszone (3) ist unauffällig. Rechts: Der weiße Knorpel lässt sich mit dem Testhäkchen eindrücken.

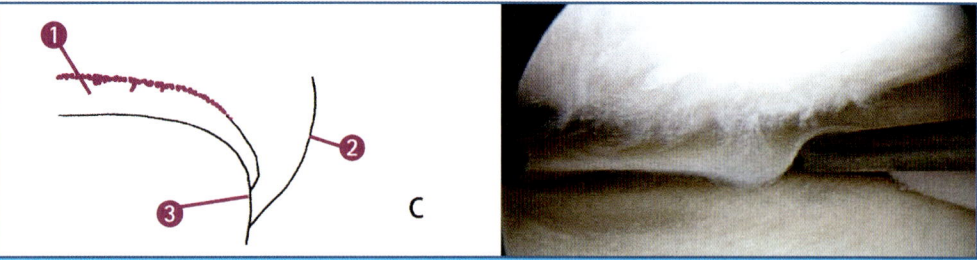

c) Oberflächliche Knorpelauffaserung (Chondromalazie Grad II): Der Knorpel (1) ist oberflächlich fransig aufgefasert bis hin zu Zerklüftungen. Leichte Reizung der Schleimhaut (2). Unauffällige Übergangszone Knorpel-Knochen (3).
Rechts: Knorpelauffaserung bei Arthroskopie.

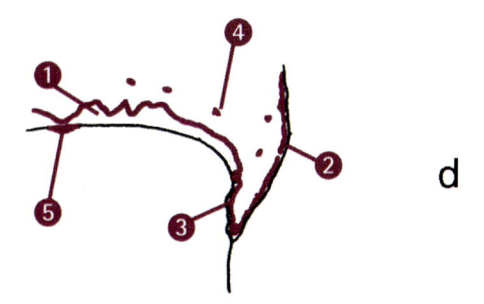
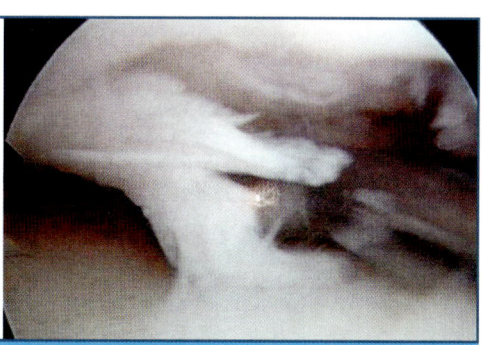

d

d) Tiefgehende, unregelmäßige Knorpelzerklüftung (1), auch mit unterminierten, losgelösten Bereichen (Chondromalazie Grad III): Die Schleimhaut (2) ist massiv entzündlich verändert. Die Knochen des Knorpel-Knochen-Übergangsbereichs (3) werden durch entzündliches Gewebe zersetzt. Als Zeichen der ausgeprägten entzündlichen Veränderung findet sich ein Kniegelenkserguss (4) mit Zersetzungspartikeln. Der Gelenkknochen (5) zeigt beginnende Verdickungen im Knorpel-Knochen-Übergangsbereich. Rechts: Arthroskopisches Bild der Knorpelzerklüftung.

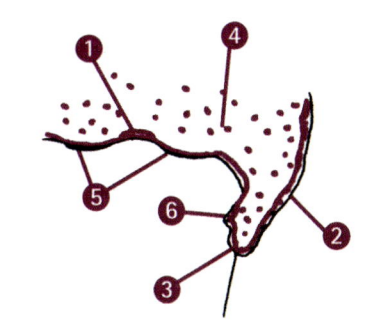
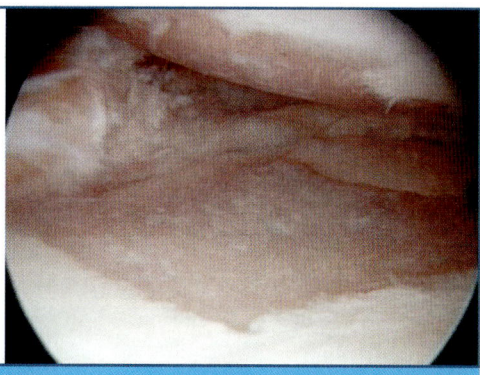

e

e) Fortgeschrittene Gelenkszerstörung (Chondromalazie Grad IV): Der Knorpel (1) ist stellenweise völlig abgetragen. Die Fläche des darunter liegenden freien Knochens wird als Knorpelglatze bezeichnet. Die Schleimhaut (2) ist massiv entzündlich verändert mit ausgeprägter Gewebeverdickung. Der Knochen des Knorpel-Knochen-Übergangsbereichs (3) zeigt tiefe Furchen als Zeichen der Zerstörung. Es findet sich ein massiver Kniegelenkserguss (4), der mit Zersetzungspartikeln angereichert ist. Der Gelenkknochen (5) ist als Zeichen der vermehrten Belastung verdickt (subchondrale Sklerosierung). Es bilden sich Knochenvorsprünge oder Randzacken (6) seitlich an den Gelenkflächen. Rechts: Freiliegender Gelenkknochen mit bräunlicher Farbe nach Knorpelverlust.

Fehlhaltung und ihre Folgen

Wenn die Arthrose bereits fortgeschritten ist, passiert Folgendes: Das betroffene Gelenk wird in einer Schonhaltung ruhig gestellt. Dies ist üblicherweise eine leichte Beugung. An Fingern, Ellbogen und Kniegelenk sieht man die Beugeposition besonders deutlich. Die Gelenke werden nicht mehr voll gestreckt, weil dies Schmerzen bereitet. Stattdessen werden sie in einer schmerzfreien oder schmerzarmen leichten Beugestellung gelassen. Aus dieser Fehlhaltung entwickeln sich Folgestörungen: Muskeln, Sehnen und Bänder verkürzen sich, und es kommt zu Kontrakturen, zu Einschränkungen der Beweglichkeit des Gelenks bis hin zur Versteifung. Solche »kontrakten Einsteifungen« können selbst durch intensive Übungsbehandlungen nicht mehr behoben werden. Oft resultiert daraus eine Fehlbelastung des Gelenks, die schließlich auch die Funktion der Nachbargelenke in Mitleidenschaft ziehen kann.

Entzündung des Gelenks

Bei der arthrosebedingten Entzündung handelt es sich um eine Reizung. Ursache dieser Entzündung sind nicht etwa Keime, die bei einer bakteriellen Entzündung vorliegen, sondern es geht hier um eine Reizung der Gelenkinnenhaut, also der Gelenkschleimhaut. Diese Reizung führt zu einer Mehrdurchblutung und damit zu Rötung und Überhitzung sowie zu einer vermehrten Absonderung von Flüssigkeit, die wiederum eine Gelenkschwellung auslöst. Alles zusammen macht die Reizung der Nervenendigungen in der Gelenkschleimhaut aus, was die Schmerzen erklärt.

Veränderungen des Gelenkknorpels

Die eigentlichen arthrotischen Veränderungen spielen sich am Knorpel ab. Ein gesunder Gelenkknorpel hat die beiden unersetzlichen Fähigkeiten, dass er sowohl eine Belastungsdämpfung als auch ein fast widerstandsloses Gleiten der Knorpelflächen gegeneinander ermöglicht. Diese beiden Eigenschaften bleiben bei der normalen Alterung des Gelenkknorpels auch bestehen. Sie werden lediglich geringfügig verändert.

Das Gleiten des Gelenkknorpels ist hundertmal glatter als das Rutschen auf Eis im Winter.

Ganz anders verhält es sich beim arthrotischen Knorpelverschleiß. Die Abnutzung des Knorpels wird in verschiedene Arthrosestadien (Chondromalaziegrade, siehe Seite 13) untergliedert. Ausgangspunkt für diese Unterteilung waren Beobachtungen bei offenen Gelenkoperationen in den 1940er-Jahren. Heute können wir diese Arthrosestadien durch die wesentlich genaueren arthroskopischen Operationen noch besser unterscheiden. Mehr darüber lesen Sie ab Seite 37.
Der Gelenkknorpel ist in seiner Farbe und Oberflächenstruktur gut zu erkennen. Festigkeit und Elastizität können mit einem Tasthäkchen geprüft werden.

Hochkomplizierte Ultrastruktur

Wenn Sie wollen, lassen Sie sich nun einladen zu einem kleinen Exkurs in die Welt der Wissenschaft, um die Entstehung einer Arthrose genauer zu beleuchten: Betrachtet man die noch feineren Strukturen innerhalb der Knorpelschicht, so kann man bei der Mikroskopie die Verteilung der Knorpelzellen (Chondrozyten) in der Dicke der Knorpelschicht sehen. Die Knorpelzellen produzieren die Knorpelgrundsubstanz, ihre eigene Umgebung. Die dafür erforderlichen Bausteine werden durch die Durchtränkung der Knorpelgrundsubstanz mit Gelenkflüssigkeit an die Chondrozyten gebracht.

Die Knorpelzellen produzieren das Kollagenfasergerüst des Knorpels. Dazu werden die Vorstufen für die Kettenbildung in der Zelle synthetisiert. Außerhalb der Zelle lagern sich diese Prokollagene zu großen Kollagennetzen zusammen. Diese gewährleisten die Form der Knorpelschicht, sie geben quasi den Halt. Als Substanz innerhalb dieser Netze produzieren die Chondrozyten quirlartige Partikel, sogenannte Glukosaminkomplexe, die aus Hyaluronsäure und sich verzweigenden Glukosamino-Glykanen zusammengesetzt

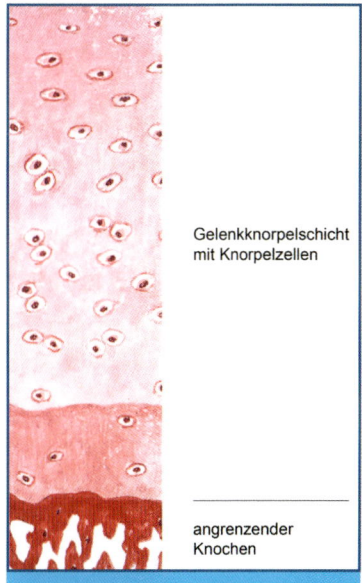

Gelenkknorpelschicht mit Knorpelzellen

angrenzender Knochen

Schnittbild mit Anfärbung der Knorpelzellen. Die Zellen sind über die gesamte Knorpelschicht verteilt.

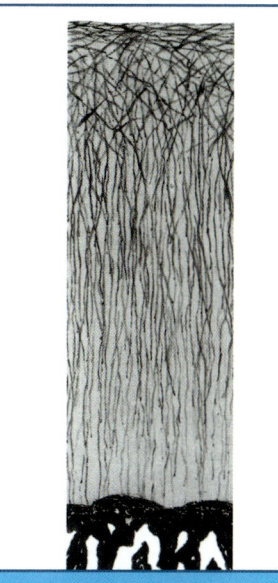

Mikroskopisches Schnittbild: Das Kollagennetz umgibt die Knorpelzellen. Es bildet ein Fasergerüst.

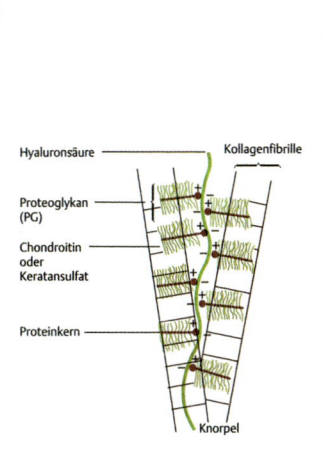

Hyaluronsäure — Kollagenfibrille
Proteoglykan (PG)
Chondroitin oder Keratansulfat
Proteinkern
Knorpel

Glukosaminkomplexe sind aus einer zentral gelegenen Hyaluronsäure und dort ansetzenden Glukosamino-Glykanen zusammengesetzt. Sie ziehen die Flüssigkeit an.

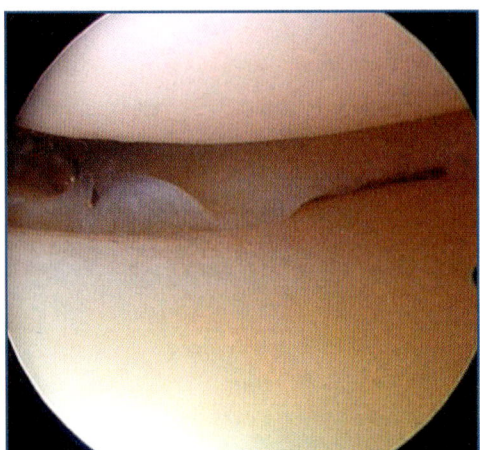

Gelenkknorpel eines 56-jährigen Patienten. Der ursprünglich elfenbeinfarbige Knorpel ist gelblich verfärbt.

sind. Sie haben die Eigenschaft, Wasser zu binden, das heißt sie sind hydrophil. Durch die Wassereinlagerung bewirken sie die Spannung der Netzstrukturen. Sie sind also ganz wesentlich für die Elastizität der Knorpelgrundsubstanz verantwortlich.

Gelbfärbung des Knorpels

Wie Sie bereits wissen, setzt der natürliche Alterungsprozess im Laufe des Lebens auch am Gelenkknorpel ein. In der Ultrastruktur ändert sich die molekulare Zusammensetzung der Glukosaminkomplexe (Chondroitinsulfat-Shift). Dadurch werden die Eigenschaften des Knorpels umgewandelt. Die Wasserbindungsfähigkeit ist nun vermindert, was zur Folge hat, dass die Elastizität des Gelenkknorpels abnimmt. Auch ändert sich die Knor-

pelfarbe. Statt elfenbeinfarben scheint die Knorpeloberfläche nun gelblich (siehe Abbildung).

Arthrotische Veränderungen können durch grobe biomechanische Einwirkungen wie Verletzungen auftreten. Der Knorpel wird in diesem Fall von außen her zerstört. Üblicherweise liegen aber Verminderungen der Syntheseleistung der Chondrozyten zugrunde, die Veränderungen in der Knorpelmatrix bedingen. Das Netzgerüst des Kollagens hingegen ist weniger anfällig. Die Halbwertszeit des Kollagennetzes beträgt rund 500 Tage. Das bedeutet, dass in etwa 500 Tagen die Hälfte des Kollagennetzes erneuert ist. Der allmähliche, kontinuierliche Ersatz des Kollagenfasergeflechts ist also von innen her (durch die Knorpelzellen) relativ gut gewährleistet. Bei äußerer Zerstörung allerdings ist die Syntheseleistung unzureichend. Der Ersatz erfolgt zu langsam. Der aufgebrochene Knorpel wird immer mehr demoliert, z. B. indem er mechanisch abgerieben wird und es zu keiner Neubildung kommt.

Weiteren Knorpelabbau verhindern

Ebenso gibt es Strukturstörungen im Knorpelinneren, an der Grundsubstanz bei den Glukosaminkomplexen. Ein unzureichender Nachschub an Hyaluronsäure, die üblicherweise von den Beta-Synovialzellen (Zellen der Schleimhaut) in das Gelenkinnere abgegeben wird, führt zu Aufbaustörungen. Ebenso kann die Syntheseleistung der Glukosamino-Glykane gestört sein, beispielsweise wenn für die

Chondrozyten zu wenig Substrat zur Verfügung steht. Beides hat zur Folge, dass die Komplexe nicht regelrecht synthetisiert werden können und damit unzureichend Wasser in der Knorpelsubstanz gebunden wird. Wie bereits erwähnt, zieht dies einen gravierenden Elastizitätsverlust nach sich.

Das Behandlungsziel bei fortschreitender Arthrose ist, eine weitere Knorpelzerstörung zu stoppen.

Schon normale Druckeinwirkungen, wie wir sie üblicherweise im Alltag erleben, können dann zu einer Zerstörung der anfälligen, unelastischen Knorpelstruktur führen. Mit dem Gewebsuntergang entsteht die Arthrose, weil kein Gewebeersatz des geschädigten Knorpels möglich ist. Hat erst einmal der Prozess der Zerstörung begonnen und haben sich Risse im Knorpel gebildet, so gibt es keine ausreichende Reparaturmöglichkeit mehr. Der Zersetzungsprozess verselbstständigt sich, und es kommt zu einem zunehmenden Knorpelabbau mit den vorangehend beschriebenen Gelenkbeschwerden.

Den Ursachen auf der Spur

Die Gründe für die Entstehung einer Arthrose, also für die Verschleiß- oder Abnutzungserscheinungen, sind nur teilweise bekannt. Es gibt primäre und sekundäre Arthrosen. Von einer primären Arthrose spricht man, wenn ein verstärkter Verschleiß des Knorpels ohne erkennbare Ursache auftritt. Dies kann im Rahmen des Alterungsprozesses als Knor-

pelabrieb geschehen. Auffällig sind die Häufungen im Bereich von Knie- und Hüftgelenk sowie die besonders rasante Entwicklung nach dem 50. Lebensjahr bei Frauen. Man vermutet hierfür verschiedene Ursachen. Unter anderen spielt die Gewichtsbelastung eine Rolle, weshalb Übergewichtige einem erhöhten Arthroserisiko ausgesetzt sind. Des Weiteren werden hormonelle Veränderungen verantwortlich gemacht, was das vermehrte Auftreten von Kniegelenkarthrosen bei Frauen nach der Menopause erklären könnte. Schlüssige Beweise hierfür gibt es allerdings nicht, so dass die Entstehung einer primären Arthrose vorerst nicht geklärt werden kann.

Bei sekundären Arthrosen hingegen sind die Gründe bekannt, die zur Entwicklung der Chondromalazie (siehe Seite 13) führen.

1. Äußere Ursachen

Hierzu gehören verstärkte Gelenkbelastungen. Fingergelenkarthrosen beispielsweise werden mit vermehrter Greif- oder Verwringtätigkeit in Zusammenhang gebracht. Auch übermäßige sportliche Beanspruchungen können aufgrund

---

INFO

DIE HÄUFIGSTEN AUSLÖSER EINER CHONDROMALAZIE

1. Äußere Ursachen
2. Fehlbelastungen
3. Stoffwechselkrankheiten
4. Verletzungen

gesteigerter Gelenkbelastungen, also durch die einwirkende Kraft, zu Abnutzungserscheinungen führen. Je höher das Körpergewicht und je größer der Bewegungsimpuls ist, desto stärker ist auch die auf die Gelenke einwirkende Kraft (Kraft = Masse mal Beschleunigung). In diesem Zusammenhang wird mitunter von »Mikrotraumen« gesprochen. Gemeint sind damit Beanspruchungen, die über dem natürlichen (physiologischen) Maß liegen, die zwar als solche keine Verletzung darstellen, aber aufgrund ihrer Häufigkeit ähnliche Gewebsschädigungen hervorrufen können wie Verletzungen, z. B. bei Sportunfällen.

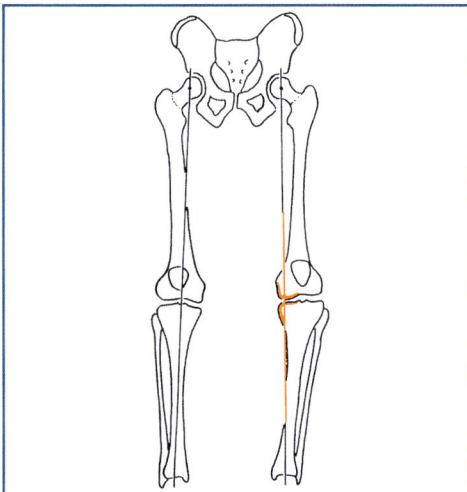

Veränderung der Belastungslinie: Bei gerader Beinachse verläuft die Belastungslinie gerade durch die Mitte des Kniegelenks (links). Bei O-Bein-Fehlstellung ist die Belastungslinie nach innen verlagert (rechts). Die Innenseite des Kniegelenks wird vermehrt druckbelastet (orange).

Vermehrte Gelenkbelastung sowie Fehlbelastungen stellen ein Arthroserisiko dar, das Sie unbedingt entlarven sollten.

2. Fehlbelastungen

Von Fehlbelastung spricht man, wenn eine biomechanisch ungünstige Krafteinleitung auf die Gelenkflächen besteht. Beispiele hierfür sind die unzureichende Ausbildung des Hüftdaches bei Hüftdysplasie. Der Hüftkopf ist nicht regelrecht überdacht, daher muss der zu kleine Hüftdachanteil die gesamte Druckbelastung übernehmen, die sich sonst gleichmäßig auf ein größeres Areal verteilen würde.
Ein weiteres typisches Beispiel sind X- oder O-Beine. Wenn die Belastungslinie des Beins, die sonst vom Hüftmittelpunkt bis zur Mitte des Sprunggelenks genau mittig durch das Kniegelenk verläuft, zur Knieinnenseite abweicht (O-Bein), dann wird die Belastung vermehrt auf die Knieinnenseite übertragen (siehe Abbildung). Die Innenseite wird also vermehrt abgenutzt. Fehlbelastungen bestehen auch immer dann, wenn zwei Gelenkpartner nicht zueinander passen, wie bei angeborenen (z. B. Dysplasien) oder erworbenen Erkrankungen, bei Knochen-Gelenkflächen-Brüchen oder bei falsch verheilten Knochenbrüchen mit ungleichen oder unebenen Gelenkflächen.

3. Stoffwechselkrankheiten

Gicht, Pseudo-Gicht, Fettstoffwechselstörungen, Diabetes oder auch Hormonstö-

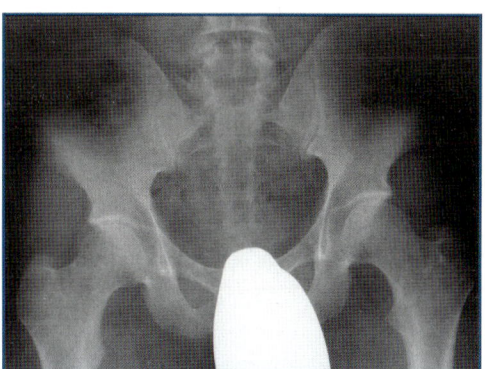

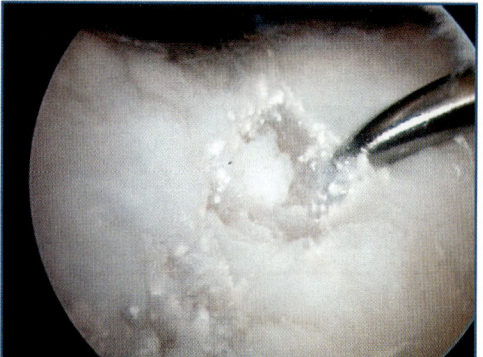

Linke Bildhälfte: Regelrechte Überdachung des Hüftkopfes durch die
Pfanne; dadurch gleichmäßige, breit-
flächige Druckbelastung.

Rechte Bildhälfte: Unzureichende
Überdachung des Hüftkopfes wegen
ungenügender Ausbildung der Hüftpfanne; dadurch hohe Druckbelastung auf dem kleineren Gelenkanteil.

Verkalkungsherde im Knorpel: Die
harten Partikel zerstören den
Gelenkknorpel.

rungen bei Schilddrüsenerkrankungen
können Auswirkungen auf die Knorpelstruktur und andere Bestandteile des
Gelenks haben. Wenn beispielsweise bei
Gicht Harnsäurepartikel vom Blut in das
Gelenk ausgeschieden werden (vor allem
ins Großzehengrundgelenk und ins Kniegelenk) oder bei der Pseudo-Gicht (Chon-
drokalzinose) sogenannte Pyrophosphat-
kristalle, so wird der Knorpel durch die
Verkalkungsherde geschädigt.

4. Verletzungen

Neben Knochenbrüchen mit Verlauf der
Bruchlinie zur Gelenkfläche können auch
andere Verletzungen wie Prellungen und
Verstauchungen, Schädigungen des Knorpels oder anderer Gelenkstrukturen eine
Arthrose verursachen. Besonders gravie-
rend sind Verletzungen, bei denen Einblu-
tungen auftreten oder Bänder zerreißen.
Eine Blutung in das Gelenk hinein schä-
digt möglicherweise die Knorpelstruktur.
Bänderrisse, die nicht richtig ausheilen,
führen oft zu Veränderungen der Biome-
chanik und auf diesem Wege, ähnlich wie
Meniskusläsionen oder Knochenverlet-
zungen, zu Knorpelschädigungen.
Jede Instabilität, also der Verlust der sicheren Bandführung, ändert die Gelenkmechanik und zieht Fehlbelastungen mit vermehrtem Knorpelverschleiß nach sich.

Fazit: Der Ablauf der für uns erkennbaren
Arthroseentwicklung ist bei primärer wie
sekundärer Arthrose gleich – egal welche
Gründe vorliegen. Stets werden die Chon-
dromalazie-Stadien durchlaufen, unabhängig davon, ob eine unbekannte Ursache
oder etwa eine äußere Verletzung vorliegt.

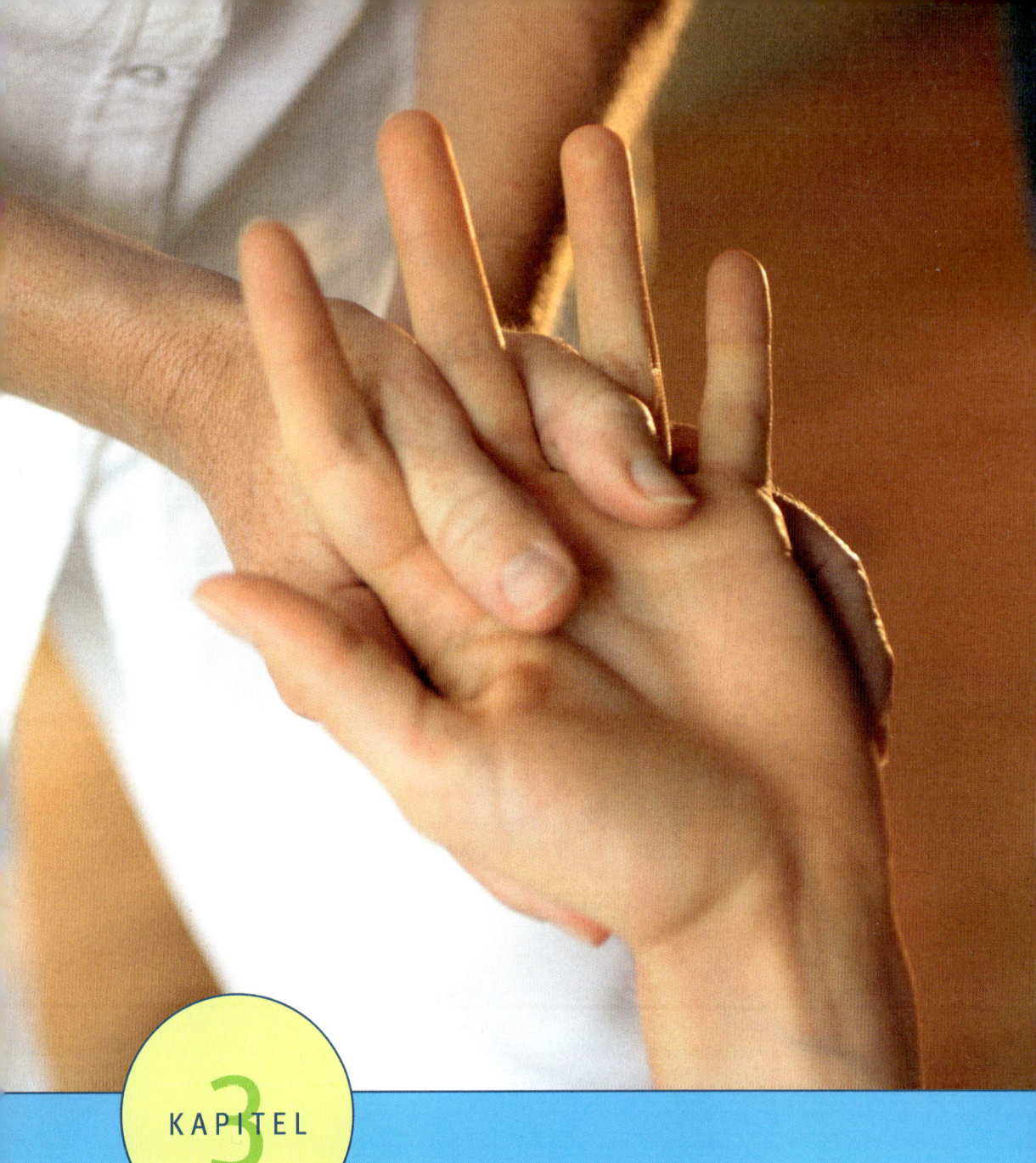

RHEUMA UND
GELENKINFEKTION

Von der Arthrose deutlich abzugrenzen sind Erkrankungen, die aufgrund anderer Ursachen eine Entzündung im
Gelenk hervorrufen. Sie zeigen erst infolge der Gelenkzerstörung arthrotische Veränderungen.

Warum kommt es zur Entzündung?

Typische Beispiele sind abakterielle (nicht-keimbedingte) Gelenkentzündungen, eitrige Gelenkentzündungen und rheumatische Erkrankungen. Bei abakteriellen Gelenkentzündungen handelt es sich um begleitende Reizungen eines Gelenks infolge einer allgemeinen Entzündung, beispielsweise nach einer Darminfektion mit den typischen Symptomen und einer darauf folgenden Gelenkschwellung. Oft sind davon die Hüft- oder Kniegelenke betroffen.

Die Schwellung im Gelenk führt zu einem Dehnungsschmerz an der Gelenkkapsel. Am Kniegelenk ist dies unmittelbar aufgrund der Unförmigkeit des vorderen Gelenkanteils mit Verstreichen der Konturen zu erkennen. Mitunter kommt es auch frühzeitig zur Überwärmung und Rötung. Ist das Hüftgelenk entzündet, so sind Bewegungen wie das Strecken und Beugen deutlich eingeschränkt und schmerzhaft. In der Regel wird das Bein von der betroffenen Person in der Hüfte leicht gebeugt, abgespreizt und nach außen gedreht, was man daran erkennt, dass der Fuß nach außen gestellt ist. Ein Gelenkerguss an der Hüfte ist am besten im Ultraschallbild (Sonographie) zu erkennen.

Die richtige Diagnose und Therapie

Für eine genaue Abklärung nimmt der Arzt eine Blutuntersuchung vor, um die Entzündungswerte zu kontrollieren.

Wenn die Gelenkschwellung klar mit der Vorgeschichte (Anamnese) einer allgemeinen Infektion im Körper in Zusammenhang gebracht wird und es keine Anzeichen für eine andere Ursache gibt, so genügt eine vorübergehende medikamentöse Therapie mit einem Antibiotikum. Bestehen jedoch Zweifel und soll der Gelenkerguss weiter abgeklärt werden, führt man eine Gelenkpunktion durch. Die gewonnene Flüssigkeit wird dann vor allem auf Keime untersucht.

Auch abakterielle, nicht-keimbedingte Gelenkentzündungen können zur Arthrose und Gelenkdestruktion führen.

Bei einer begleitenden Entzündung, bei der im Gelenk selbst keine Keime zu finden sind, muss das Gelenk entlastet werden, damit der aufgequollene, weiche Knorpel nicht durch den sonst üblichen Belastungsdruck, z. B. beim Gehen, zerstört wird. Im Bereich der Beingelenke geschieht dies mit Hilfe von Gehstützen. Bei einer eitrigen Gelenkinfektion hingegen haben sich im Gelenk selbst Keime ausgebreitet. Äußerlich ist die Infektion

INFO

WEITERE MASSNAHMEN BEI ABAKTERIELLER ENTZÜNDUNG
Auch sogenannte symptomatische Maßnahmen sind zu empfehlen, also Kühlung sowie Gele und Tabletten, die gegen die Schleimhautreizung und den Schmerz wirken.

durch eine starke Schwellung, Rötung und Überwärmung zu erkennen. Eine solche Entzündung stellt eine Notfallsituation für das Gelenk dar. Die Betroffenen leiden unter größten Schmerzen. Dieser Zustand tritt ganz plötzlich auf und erfordert unbedingt ein sehr rasches Handeln.

Notfall: eitrige Gelenkinfektion

Am besten hält der Patient das Gelenk ganz ruhig, um jeglichen Bewegungsschmerz zu vermeiden. In manchen Fällen findet man die Ursache schnell heraus, etwa eine vorangegangene Verletzung mit Keimeinschleppung oder eine Streuung über das Blut bei einem vereiterten Zahn oder eingewachsenen Nagel. Schon durch die Punktion, die Entleerung der Flüssigkeitsansammlung mit Hilfe einer Hohlnadel, erkennt man den Eiter. Das Gelenk wird dann so rasch wie möglich gespült, um den Eiter und die Keime vollständig zu entfernen. Zusätzlich wird die Schleimhaut ausgeschält. Normalerweise muss die Spülung mehrmals vorgenommen werden.

Im Bereich von Schulter-, Ellbogen- und Handgelenk sowie Knie- und oberem Sprunggelenk kann dies gut arthroskopisch geschehen. Andere Gelenke müssen offen operiert werden. In der Regel wird diese Spülung und Säuberung im Abstand von einigen Tagen mehrmals wiederholt. Nach Austestung der Keime kann dann eine gezielte Antibiotikagabe erfolgen. Durch aktive und passive Bewegungsübungen wird schließlich versucht, den Bewegungsumfang des Gelenks möglichst gut wiederherzustellen und Verwachsungen entgegenzuwirken. Es kann passieren, dass der Patient im Nachhinein, auch nachdem die Entzündung sicher gebannt ist, noch einmal operiert werden muss, um Verwachsungen zu lösen.

Eine eitrige Gelenkinfektion ist ein hochakutes Geschehen und erfordert unbedingt ein sehr schnelles (Be-)Handeln!

Bei einer eitrigen Gelenkinfektion besteht grundsätzlich die Gefahr, dass Knorpel und Knochen in Mitleidenschaft gezogen werden. Während der Phase der Entzündung ist der Knorpel weich und damit besonders anfällig. Selbst die normale Belastung kann zur Knorpelzerstörung führen. Daher sollte ganz strikt eine Entlastung des Gelenks vorgenommen werden. An den Beinen geschieht dies durch die Verwendung von Gehstützen.

Rheuma: Schmerzen und Schwellungen

Rheuma und Arthrose werden landläufig gleichgesetzt oder sogar miteinander verwechselt. Was unter einer Arthrose zu verstehen ist, haben Sie bereits im Kapitel 2 ab Seite 10 gelesen. Zum sogenannten »rheumatischen Formenkreis« gehören unterschiedliche Erkrankungen, die neben Gelenken auch Weichteile wie Muskeln oder innere Organe betreffen können. Die Ausprägung der Gelenkveränderung und begleitend auftretende Erscheinungen geben Aufschluss darüber, um welche Art der rheumatischen Erkrankung es geht.

Bereits bei der Erstkonsultation vermag der Arzt eine gute Rheuma-Diagnostik über Blutuntersuchungen – mit sogenannten Rheumatests – durchzuführen. Die häufigste Form der rheumatischen Gelenkveränderung ist die rheumatische Arthritis, früher chronische Polyarthritis genannt (siehe Info-Kasten Seite 27). Hierbei handelt es sich um chronischen Gelenkrheumatismus, der in der Regel bei Erwachsenen auftritt und nicht mit der arthrotischen Verdickung der Fingerendgelenke verwechselt werden darf.

Leider passiert dies jedoch oft, da sich Gelenkrheuma meist zuerst mit Schwellungen und Bewegungsschmerzen an den Fingergelenken zeigt; genauso können aber auch die großen Gelenke betroffen sein.

Die Morgensteifigkeit bei chronischem Gelenkrheuma ist mit dem Anlaufschmerz bei Arthrose vergleichbar (siehe Seite 12), die teigige Gelenkschwellung jedoch ist bei Rheuma ausgeprägter als bei Arthrose. Innerhalb von Wochen und Monaten nehmen die Schwellungen dann zu, die Schmerzen werden stärker, und es tritt eine Überwärmung der Gelenke auf. Im weiteren Verlauf kommt es zu Schiefstellungen der Finger zur Handaußenseite sowie zu fixierten Beuge- und Überstreckstellungen der kleinen Fingergelenke. Die Muskulatur wird zusehends kraftloser. An den Knien und im Bereich des Sprunggelenks ist charakteristisch, dass die Beine aufgrund der zunehmenden Schwächung der Bänder in eine X-Stellung geraten. Anders als bei der Arthrose, wo die eigentliche Gelenkveränderung vom Knorpel herrührt und die Reizung der Schleimhaut erst aufgrund der Abriebpar-

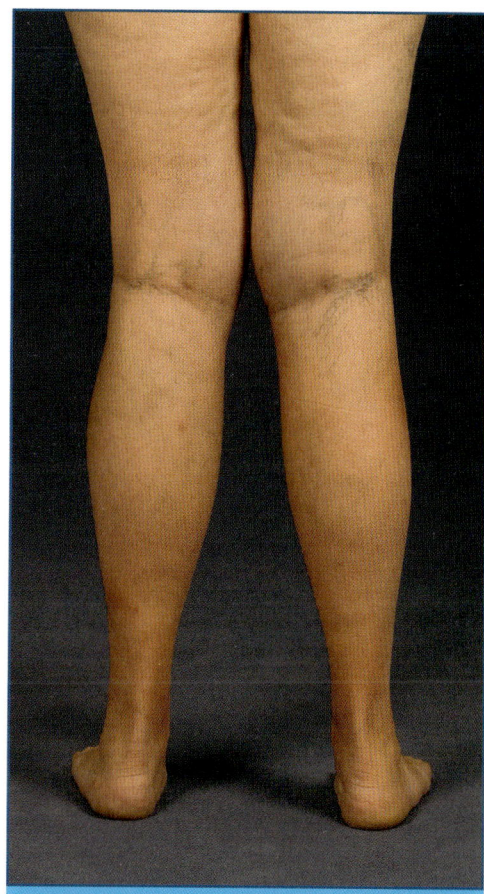

X-Bein-Stellung der Knie- und Sprunggelenke bei rheumatischer Erkrankung.

tikel eintritt, geht die Gelenkveränderung bei der rheumatoiden Arthritis von einer Entzündung der Gelenkschleimhaut (Synovialitis) aus. Diese Entzündung führt zur Gelenkschwellung mit Bewegungsschmerzen und Druckempfindlichkeit sowie Rötung und Überwärmung. Die feinen Ausziehungen der Gelenkinnenhaut (Gewebszotten) sind massiv verdickt (siehe Abbildung Seite 26). Schließlich wächst

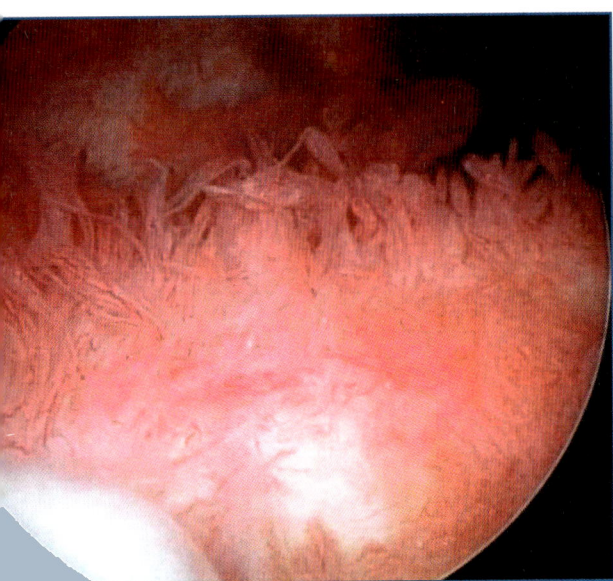

Massiv verdickte Gelenkinnenhaut als Zeichen der entzündlichen Gewebsveränderung.

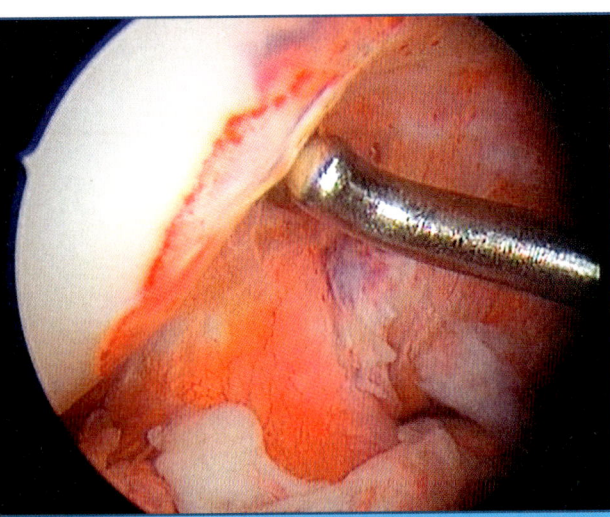

Die entzündliche Veränderung der Schleimhaut wächst auf dem Gelenkknorpel (Pannus).

entzündlich verändertes Gewebe (Pannus, siehe Abbildung unten) wuchernd von der Schleimhaut über den Knorpel und zerstört den Knochenbereich zwischen Schleimhaut und Knorpel. Die dadurch entstehenden Defekte im Knochen nennt man »Usuren« oder auch »Pseudozysten«, da diese Gebilde bei Überlagerungen im Röntgenbild wie Zysten aussehen. Die Gewebsentzündung hemmt den Stoffwechsel des Knorpels, überwuchert ihn und führt zu seiner Zerstörung. Wird das Fortschreiten dieser Gelenkzerstörung nicht wirkungsvoll bekämpft, kommt es zu einer groben Deformierung des Gelenks mit Bewegungseinschränkung oder Kontraktur (Teilversteifung) in Fehlstellung.

Bei der rheumatischen Gelenkerkrankung führen die chronisch-entzündlichen Schleimhautveränderungen auch zur Zerstörung von Gelenkkapsel und Sehnen und dadurch zu typischen Fehlstellungen in allen Gelenken.

Die richtige Behandlung

Die Therapie der rheumatoiden Arthritis muss mehrgleisig erfolgen und dem Aktivitätswechsel sowie dem Fortschreiten der Erkrankung angepasst werden. Heute stehen sehr wirkungsvolle Medikamente zur Verfügung, die die Entzündung der Gelenkschleimhaut bekämpfen. Zudem bedarf es symptomatischer Maßnahmen wie Kühlung und Salbenanwendung, richtiger Lagerung der Gelenke und vor allem gezielter Physiotherapie, um die Beweglichkeit sowie die korrekte Stellung der Gelenke zu trainieren. Bei chronischem Verlauf sollte die intensive Krankengymnastik auch nach einem akuten Schub fortgeführt werden. Ergänzend bekommt der Patient passive Übungsbehandlungen, damit er den vollen Bewegungsumfang seiner Gelenke so gut wie möglich bewahrt. Zusätzlich sorgen spezielle ergotherapeutische Übungen für den Erhalt der Funktionsfähigkeit oder für die Schaffung von Ausgleichsmechanismen.

Ständige ärztliche Kontrolle

Die gesamte Behandlung muss stets unter strenger ärztlicher Überwachung erfolgen. Da die Gelenkzerstörung von der entzündlichen Gelenkschleimhaut ausgeht, sollte diese möglichst schon in einem Frühstadium entfernt werden. Dies kann durch eine arthroskopische Operation (siehe Seite 37) oder auch durch eine offene Synovektomie (Ausschälen der Schleimhaut) geschehen. Es hat sich bewährt,

sechs Wochen nach einer kompletten Gelenkschleimhautentfernung zusätzlich eine Synoviothese durchzuführen, um kleine, wiederaufkeimende Entzündungsareale von Schleimhautresten sofort zu veröden und auf diese Weise einen dauerhaften Erfolg zu erzielen.
Wird die rheumatisch-entzündliche Veränderung der Gelenkschleimhaut wie beschrieben gründlich bekämpft, so ist es heute möglich, die Gelenkfunktion zu erhalten. Nur bei fortgeschrittener Gelenkzerstörung mit Destruktion der Gelenkknorpelfläche oder Zerstörungen des Bandhaltes (Instabilität mit Achsfehlstellung) ist eine offene Operation, unter Umständen mit einem künstlichen Gelenkersatz, erforderlich.

Für eine sichere Diagnose der rheumatoiden Arthritis (früher chronischen Polyarthritis) hat die »American Rheumatism Association« (ARA) sieben Kriterien aufgestellt, von denen mindestens vier nachgewiesen werden und für mindestens sechs Wochen vorliegen müssen (siehe Kasten).

INFO

DIE 7 KRITERIEN FÜR RHEUMATOIDE ARTHRITIS

- Morgensteifigkeit der Gelenke von mindestens einer Stunde Dauer vor Abklingen
- Gelenkentzündungen mit Weichteilschwellung oder Erguss gleichzeitig an drei oder mehr Gelenkbereichen
- Gelenkentzündungen an Hand- oder Fingergelenken
- Symmetrischer Gelenkbefall des gleichen Gelenkbereiches beider Körperhälften
- Rheumaknoten (im Gelenkbereich unter der Haut)
- Rheumafaktoren im Blut nachweisbar
- Rheumatische Röntgenveränderungen der Hände

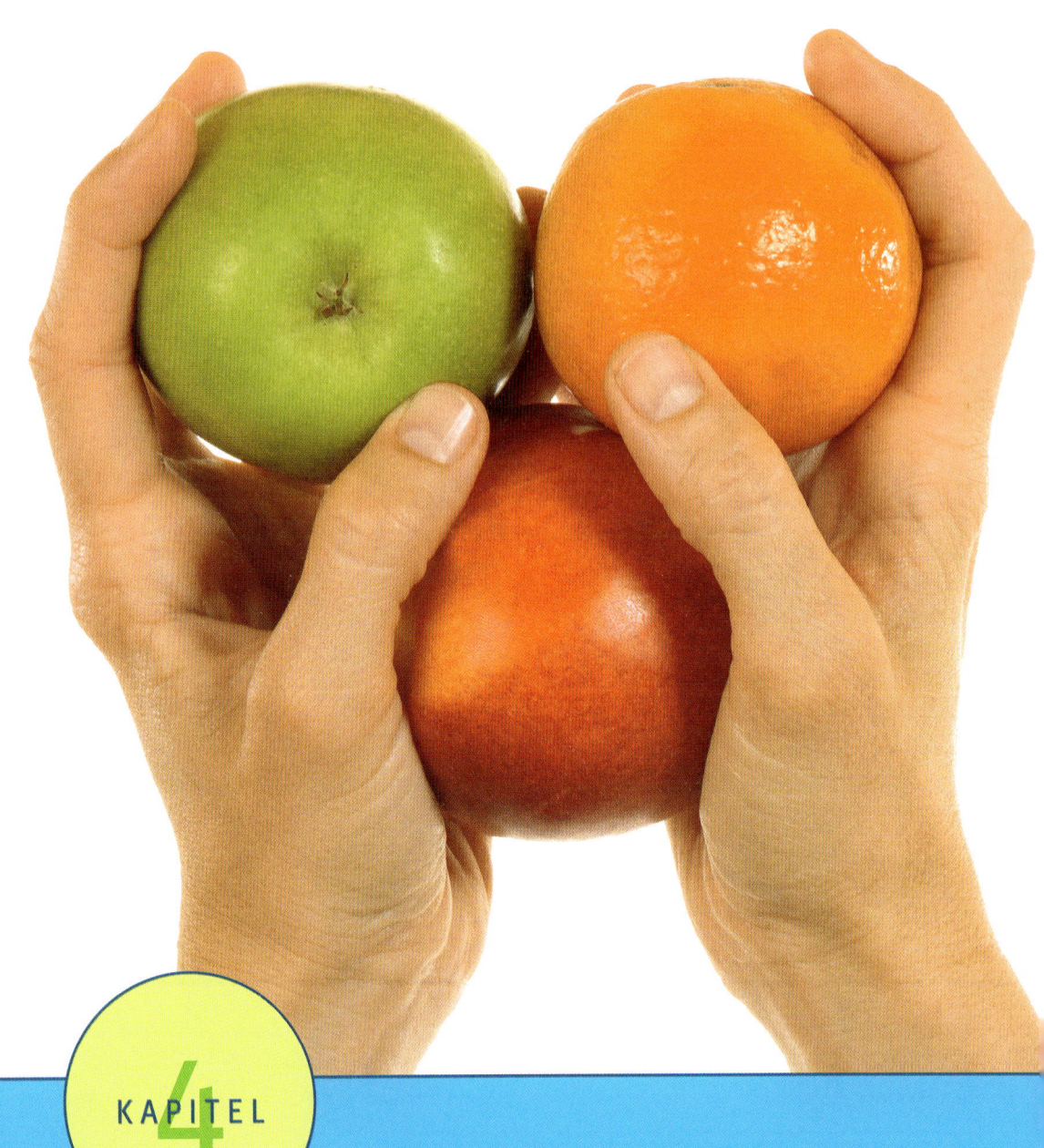

ERNÄHRUNG
UND HEILMITTEL

Viele erhoffen sich durch gesunde Ernährung eine Besserung der Beschwerden; jedoch kann man hier nur wenige gesicherte Empfehlungen geben. Medikamente und Anwendungen helfen, den Alltag besser zu meistern.

Weg mit überflüssigen Pfunden!

Mit der normalen täglichen Nahrung nehmen wir unter anderem die Bestandteile auf, welche die Knorpelzelle für die Produktion des Kollagenfasergerüstes und der Knorpelgrundsubstanz benötigt (siehe Seite 19). Wegen der großen Zahl von Menschen, die an Arthrose leiden, gibt es auf dem Markt ein reichhaltiges Angebot von Substanzen, die in der Laienpresse bei dieser Erkrankung besonders angepriesen werden. Die Wirksamkeitsnachweise fehlen jedoch fast immer, so dass man zur Vorsicht mahnen muss. Setzen Sie daher keine Hoffnung auf die vielen von der Industrie beworbenen Präparate. Denn ein Arthrose-Patient kann sich nicht gesund essen!

Ganz im Gegenteil, eines der Probleme von Gelenkerkrankungen ist das Übergewicht, mit dem heutzutage zahlreiche Menschen – auch Arthrose-Patienten – zu kämpfen haben. Wer nämlich zu viele Pfunde mit sich herumträgt, setzt seine Gelenke einer übermäßig großen mechanischen Belastung aus, der sie langfristig gar nicht gewachsen sein können.

Übergewicht ist einer der Hauptrisikofaktoren für die Entstehung von Arthrose.

Es wird gemutmaßt, dass die Arthrose zum großen Teil auch ein Ergebnis unserer heutigen Lebensumstände ist: Wir bewegen uns zu wenig. Viele Menschen benutzen beispielsweise lieber den Aufzug anstelle der Treppen, sie fahren mit dem Auto, statt sich zu Fuß oder mit dem Fahrrad fortzubewegen. Außerdem essen wir das Falsche, wir ernähren uns zu fett, zu süß und viel zu kalorienreich. Sollten auch Sie Ihr Leben auf diese Art und Weise »genießen«, dann müssen Sie etwas an Ihren Gewohnheiten ändern – der Gesundheit Ihrer Gelenke zuliebe. Denn aus dem vermeintlichen Genuss kann schon bald ein großer Frust werden.

Stoffwechselkrankheiten: Gefahr für die Gelenke

Verschiedene Stoffwechselerkrankungen können den arthrosebedingten Gelenkverschleiß begünstigen, so zum Beispiel Diabetes mellitus, Gicht und ein erhöhtes Cholesterin. Auch die Bluterkrankheit, bei der es mitunter zu Blutungen in die Gelenke kommt, und Erkrankungen, bei denen sich Partikel in den Gelenken ablagern, können Grund für die Arthroseentstehung sein.

Falls Sie unter einer solchen Erkrankung leiden, die durch eine gezielte Nahrungsweise in ihrem Verlauf positiv beeinflusst werden kann, sollten Sie die Vorgaben für die richtige Ernährung genau einhalten. Bei Gicht etwa müssen Sie alkoholische Getränke, Innereien und bestimmte Hülsenfrüchte streng meiden. Bei Diabetes mellitus ist der Blutzucker regelmäßig zu kontrollieren und eine entsprechende Ernährungsweise zu beachten. Wenn Sie ein erhöhtes Cholesterin haben, sollten Sie möglichst wenige tierische Fette, dafür aber reichlich ballaststoffhaltige Nahrung zu sich nehmen.

Gelatine bringt keine Hilfe

Dass im Körper altersbedingt Veränderungen auftreten, ist eine Binsenweisheit. Die Haut kann gewissermaßen verdeutlichen, wie sich die Kollagenanteile im Alter ändern. Im Laufe des Lebens nimmt die Produktion der kollagenen Eiweiße ab. Das bedeutet, dass das Fasergerüst umgebaut wird und an Spannung verliert, was wir an der Haut bemerken können. Die Knorpelzelle braucht für die Erneuerung des Kollagengerüstes stetig die Eiweiße Glycin und Prolin, die sie verstoffwechselt und für das Kollagengerüst

umbaut. Es ist ein Irrglaube, anzunehmen, dass der Verzehr von Gelatine das Nährstoffangebot verbessern würde. Gelatine wird im Magen-Darm-Bereich verstoffwechselt. Es gibt keine Studie, die Hinweise oder gar Belege geben würde, dass Gelatine einen positiven Effekt für den Knorpelstoffwechsel hätte.

Des Weiteren benötigt die Knorpelzelle Aminozucker für den Aufbau der Grundsubstanz. Diese Bestandteile, die in der Grundsubstanz die Fähigkeit der Wasseraufnahme und damit der Elastizität bestimmen, werden im Wesentlichen im Organismus gebildet; sie können aber

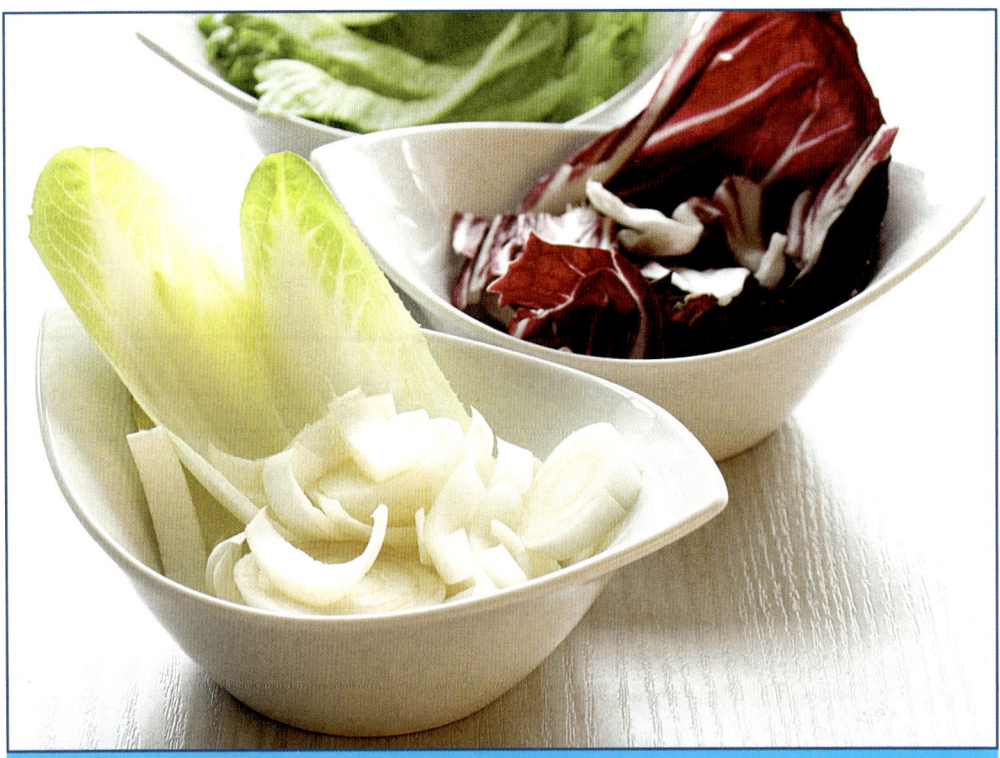

Pflanzliche Nahrungsmittel wie frisches Obst und Salate liefern keine Arachidonsäure, die die Schmerzen bei Arthrose begünstigt.

auch zugeführt werden, z. B. als Arzneistoff (Glucosaminsulfat) oder als sogenannte Nahrungsergänzungsstoffe (Glucosamin, Chondroitin).

Für diese Mittel gibt es die besten Belege der Wirksamkeit bei gering und mäßig ausgeprägten Kniegelenkarthrosen. Es versteht sich, dass der Knorpel an sich vorhanden sein muss, damit diese Substanzen, welche die Nährstoffe für die Funktion der Knorpelzellen enthalten, greifen können. Wer jedoch unter einer ausgeprägten Arthrose leidet, bei der kein Knorpel mehr vorhanden ist, darf von der Gabe dieser Mittel keine Besserung erwarten.

Wenn die Arthrose schon sehr weit fortgeschritten und kein Knorpel mehr vorhanden ist, helfen Nahrungsergänzungsmittel nicht.

In ausführlichen Literaturanalysen werden Glucosaminsulfat und Chondroitinsulfat sowohl von der »European League against Rheumatism« (EULAR) als auch von der amerikanischen Arbeitsgruppe »American College of Rheumatology« (ACR) wegen ihrer schmerzlindernden Wirkung empfohlen.

Weniger Fleisch – weniger Schmerzen

Ein ergänzender Ansatz in der Schmerzreduktion bei Arthrose ist die Vermeidung von Nahrungsmitteln, die einen hohen Anteil an Arachidonsäure enthalten. Diese Säure wird in einem Stoffwechselprozess so umgebaut, dass Substanzen entstehen, welche die Schmerzsymptomatik unterhalten. Zu den betreffenden Nahrungsmitteln gehören vor allem Schweineschmalz, Suppenhuhn und Brathähnchen, Schweineleber, Eigelb, Thunfisch und Leberwurst. Beim Hähnchen ist nicht das Fleisch problematisch, sondern vor allem die Haut. Halten Sie sich besser in der Hauptsache an pflanzliche Nahrungsmittel, die keine Arachidonsäure liefern.

Gegen Entzündungsprozesse wirken insbesondere Omega-3-Fettsäuren, die zu den essentiellen Fettsäuren gehören und vom Körper nicht selbst hergestellt werden können, da ihm das dafür notwendige Enzym fehlt. Deshalb sollte diese Fettsäure von außen zugeführt werden, am besten durch fettreichen Meeresfisch und Nüsse. Auch sind alle mehrfach ungesättigten Fettsäuren empfehlenswert, die Sie beispielsweise in Pflanzenölen wie Sonnenblumen-, Distel- und Weizenkeimöl finden.

INFO

WELCHE FETTE SIND EMPFEHLENSWERT?

- Nehmen Sie wenig Fett aus Fleisch zu sich, bevorzugen Sie pflanzliche Fette.
- Omega-3-Fettsäuren lindern Entzündungen. Zwei Fischmahlzeiten pro Woche, besonders Matjeshering und Makrele, liefern reichlich davon. Auch Soja-, Raps- und Walnussöl enthalten viele Omega-3-Fettsäuren.

Kennzeichnend für Entzündungsprozesse sind neben sogenannten Schmerzmediatoren vor allem aggressive »freie Radikale«. Diese Substanzen schädigen Moleküle und rufen Schmerzprozesse hervor. Gegenspieler solcher freier Radikale sind die sogenannten Antioxidanzien, zu denen die Vitamine A, E und C sowie das Beta-Carotin (wichtigste Vorstufe von Vitamin A) zählen. Die Wirkung dieser Substanzen gegen den Arthroseschmerz oder gar gegen das Fortschreiten des Arthroseprozesses wird in wissenschaftlichen Studien unterschiedlich beurteilt.

Ganz grundsätzlich muss herausgestellt werden, dass sämtliche Mangelerscheinungen, also z. B. Defizite an diesen Vitaminen, unbedingt ausgeglichen werden sollen. Gerade im Alltag treten nicht selten Ernährungsmängel aus verschiedenen Gründen auf, entweder weil man sich generell unausgewogen ernährt oder weil möglicherweise die Aufnahme der Nährstoffe im Darm gestört ist. Dies ist z. B. bei einer chronisch-entzündlichen Darmerkrankung der Fall. Bei Arthrose allerdings finden sich keine überzeugenden Studien zu Ernährungsmängeln.

WICHTIG: VITALSTOFFE
Essen Sie viel Obst und Gemüse. Meiden sollten Sie hingegen Nahrungsmittel, die nur »leere« Kalorien liefern, etwa Zucker, Süßigkeiten, Limonaden und Weißmehlprodukte.

Kalzium als wichtiger Baustoff

In puncto Spurenelemente sollten Sie vor allem darauf achten, dass kein Mangel an Selen, Zink oder Kupfer vorliegt. Ein direkter Wirksamkeitsnachweis dieser Substanzen bei Arthrose konnte jedoch bislang nicht erbracht werden. Viel diskutiert ist außerdem die Wirkung von sogenannten Flavonoiden, bei denen im Experiment belegt werden konnte, dass sie die Entstehung von Schmerzstoffen hemmen. Flavonoide gehören wie die Carotinoide zu den »sekundären Pflanzenstoffen«. Die Flavonide schenken Pflanzen ihre rote, blaue oder violette Farbe. Trauben, Äpfel, Kirschen und Auberginen beispielsweise sind gute Lieferanten von Flavonoiden – vorausgesetzt Sie verzehren diese mitsamt der Schale.

> **Vor allem mit zunehmendem Alter sollten Sie auf eine ausgeglichene und ausreichende Nährstoffzufuhr Wert legen. Dies kommt nicht nur der Gesundheit Ihrer Knochen zugute.**

Für den Knochenstoffwechsel sind besonders Kalzium, Vitamin D, Vitamin B_6 und Vitamin C wichtig. Auf eine regelmäßige Zufuhr dieser Substanzen mit der Nahrung sollten Sie ohnehin ein Leben lang bedacht sein. Kalzium ist reichlich in Milch und Milchprodukten sowie in Brokkoli, Sesamsamen und Mandeln enthalten. Vitamin D tanken Sie über das Sonnenlicht sowie durch Fischmahlzeiten; gute Quellen für Vitamin B_6 sind Bananen und Milchprodukte, Vitamin C erhält Ihr Körper durch frisches Obst.

Zusammenfassend sei noch einmal darauf hingewiesen, dass Sie eine ausgewogene Kost zu sich nehmen und Übergewicht vermeiden sollten. Damit beseitigen Sie schon zwei der Risikofaktoren, die der Arthrose Vorschub leisten. Jedoch gibt es keine Garantie dafür, dass der Arthroseschmerz und die Funktionseinschränkung zu bessern sind, wenn Sie nur das »Richtige« essen. Denn man kann sich nicht gesund essen!

Halten Sie sich aber dennoch an die für Ihren individuellen Fall angebrachten Ernährungsgrundsätze, vermeiden Sie die Nahrungsmittel, die Ihnen nicht guttun, insbesondere dann, wenn Sie unter weiteren Erkrankungen leiden, und bringen Sie Ihre Gelenke durch angemessene Aktivität in Bewegung.

Bewährte Anwendungen

Je nach Beschwerden können bei Gelenkerkrankungen unterschiedliche Therapiemaßnahmen eingeleitet werden. Die Medikation muss auf jeden Fall immer mit dem Arzt abgestimmt sein, um zum einen angemessen gegen den Schmerz vorzugehen und zum anderen Risiken zu begrenzen.

Zu den bewährten Hausmitteln bei akutem Arthroseschmerz mit Schwellung, Rötung und Überhitzung des Gelenks gehört die Anwendung von Eis. Dieses hat zudem einen schmerzlindernden Effekt und wirkt gegen die vermehrte Durchblutung der Schleimhaut, die in der Hauptsache für den Reizzustand des Gelenks verantwortlich ist. Selbst beim Hüftgelenk, einem Gelenk, das in der Tiefe, unter den

Muskelschichten verborgen ist, helfen Eisbeutel-Auflagen. Die beste Wirkung hat Eis natürlich, wenn die gereizte Schleimhaut des Gelenks möglichst nah unter der Hautoberfläche liegt, also an den Bein- und Armgelenken.

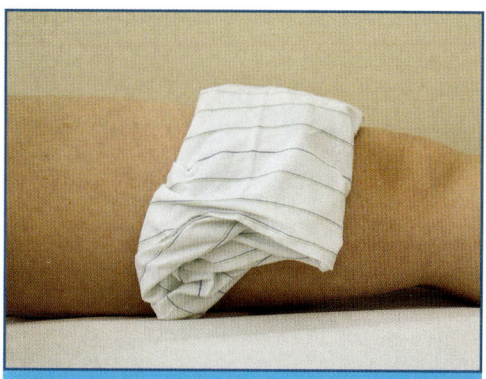

Eine Eispackung hilft, Schmerzen, Rötung, Überhitzung und Schwellung am Gelenk zu lindern.

Um den Effekt der Kühlung optimal auszunutzen, sollten die Eisbeutel etwa zehn Minuten auf einer Stelle liegen und dann an einem anderen Punkt aufgelegt werden, damit die Umstellung von der Kühlung zum Wiedererwärmen den Stoffwechsel positiv beeinflusst. Nur bei akuten Verletzungen legt man Eis längere Zeit auf eine Stelle, um einer sich sonst entwickelnden Schwellung des Gewebes entgegenzuwirken. Bei bereits vorhandener Schwellung nutzt man damit den schmerzlindernden und stoffwechselanregenden Effekt. Das Eis sollte stets geschützt, etwa mit einem dünnen Tuch umwickelt, auf die Haut aufgelegt werden – auch wenn es sich um einen Kühlbeutel handelt.

Wärme hingegen ist bei akutem Arthrose-schmerz keinesfalls angezeigt. Sie würde zu einer weiteren Schwellung des Gelenks führen, da sie zur Erweiterung der Blut-gefäße beiträgt.

Warme Auflagen sind nur im symptomfreien Intervall empfeh-lenswert. Sie sorgen dann für eine vermehrte Durchblutung und damit für eine Entspannung der Muskulatur.

Gut wirksame Medikamente

Medikamente helfen, die Schmerzspitzen der Arthrose zu bekämpfen, um wieder in eine möglichst schmerzarme Phase der »stummen« Arthrose zu gelangen. Wird der akute Reizzustand bekämpft, so kom-men die Betroffenen im täglichen Leben besser zurecht. Aus den Literaturanalysen haben die europäische und die amerikani-sche Fachgesellschaft (siehe Seite 31) jedoch den Schluss gezogen, dass zunächst für die Schmerztherapie einfache Haus-mittel gewählt werden sollten. Die Recher-che bezog sich auf die Kniearthrose.

Als weitere Maßnahme wird dann die lokale Anwendung typischer Schmerzme-dikamente (NSAID) empfohlen, also die Anwendung von Salben und Gelen, die durch das Gewebe hindurch bis zur Gelenkschleimhaut durchzudringen ver-mögen.

Als letzte Stufe werden starke Schmerz-mittel zum Einnehmen, sogenannte Opioide, empfohlen. Die interdisziplinä-ren Schmerzgesellschaften hingegen raten, diese bereits bei anfänglichen akuten Schmerzspitzen anzuwenden, um der Schmerzentwicklung gleich zu Beginn zu begegnen. Studien haben außerdem erge-ben, dass durch die Verhinderung der Schmerzentwicklung die Entstehung eines sogenannten Schmerzgedächtnisses umgangen wird. So kommt es mit der zunehmenden Schmerzausprägung gar nicht erst dazu, dass der Weg für einen konstanten Schmerz gebahnt wird.

Behandlung mit Spritzen

Bei den lokal anzuwendenden Medika-menten haben Injektionen in das Gelenk besondere Bedeutung. Liegen ausgeprägte Schmerzen vor, kann man vereinzelt Kor-tisonspritzen verabreichen. Kortison redu-ziert die entzündliche Veränderung der Schleimhaut sehr effektiv. Allerdings ist diese Wirkung nur vorübergehend. Die Kortisonspritze macht also nur dann Sinn, wenn damit die Phase der stummen Arthrose erreicht wird.

Vor einer geplanten Prothesenimplantation (siehe Seite 52) sollte man mindestens drei Monate zuvor keine Kortisonspritze bekommen, da diese mit der verstärkten Gefahr einer Infektion verbunden ist. Selbst wenn die Infektion zunächst noch verborgen ist oder lediglich in milder Form als Reizerscheinung des Gelenks gedeutet wird, so kann es mit der Prothesenimplan-tation zu großen Problemen und schlimms-tenfalls zum Prothesenausbau kommen.

Kortisonspritzen in ein Gelenk bringen ein erhöhtes Risiko bakte-rieller Entzündungen mit sich.

INFO

ALARMZEICHEN NACH SPRITZEN INS GELENK

Wenn sich erste Signale einer Infektion, etwa Schmerzen, Rötung, Schwellung oder Pochen zeigen, sollten Sie unbedingt sofort – zu jeder Tages- und Nachtzeit – den Arzt aufzusuchen, damit er schnell handeln und auf der Stelle eine arthroskopische Spülung des Gelenks durchführen kann. Ansonsten kommt es zu groben Zerstörungen des Gelenks und zu dem Problem, dass die Keime nicht mehr oder nur sehr schwer zu entfernen sind.

Gut belegt ist die symptomatische Wirkung von Hyaluronsäure-Injektionen bei Kniegelenkarthrose. Es handelt sich hier um eine Substanz, die von der Gelenkschleimhaut selbst gebildet wird und die für die Flüssigkeit des Gelenks bedeutsam ist. Für die Spritzen stehen verschiedene Präparate zur Verfügung. Normalerweise befinden sich in der Gelenkflüssigkeit langkettige, sogenannte hochmolekulare Hyaluronsäurepartikel. Der wissenschaftliche Beweis, welche Kettenlänge der Hyaluronsäure am besten hilft, ist nicht erbracht. Die Wirksamkeit der Hyaluronsäure am Kniegelenk ist jedoch in verschiedenen Studien gut belegt. Auch hierbei ist natürlich Voraussetzung, dass eine gering bis mäßiggradig ausgeprägte Arthrose vorliegt. Wenn der Gelenkknorpel gänzlich fehlt, bringt die Injektion dieser Substanz nichts.

Grundsätzlich muss bei jeder Spritze in ein Gelenk darauf geachtet werden, dass nachfolgend keine vermehrte Schmerzhaftigkeit, Rötung und Schwellung auftritt oder gar ein »Pochen« im Gelenk einsetzt. Bei einer Spritze ins Gelenk besteht nämlich immer die Gefahr einer Keimverschleppung – auch bei noch so aufwändiger Desinfektion und steriler Einbringung des Medikaments.

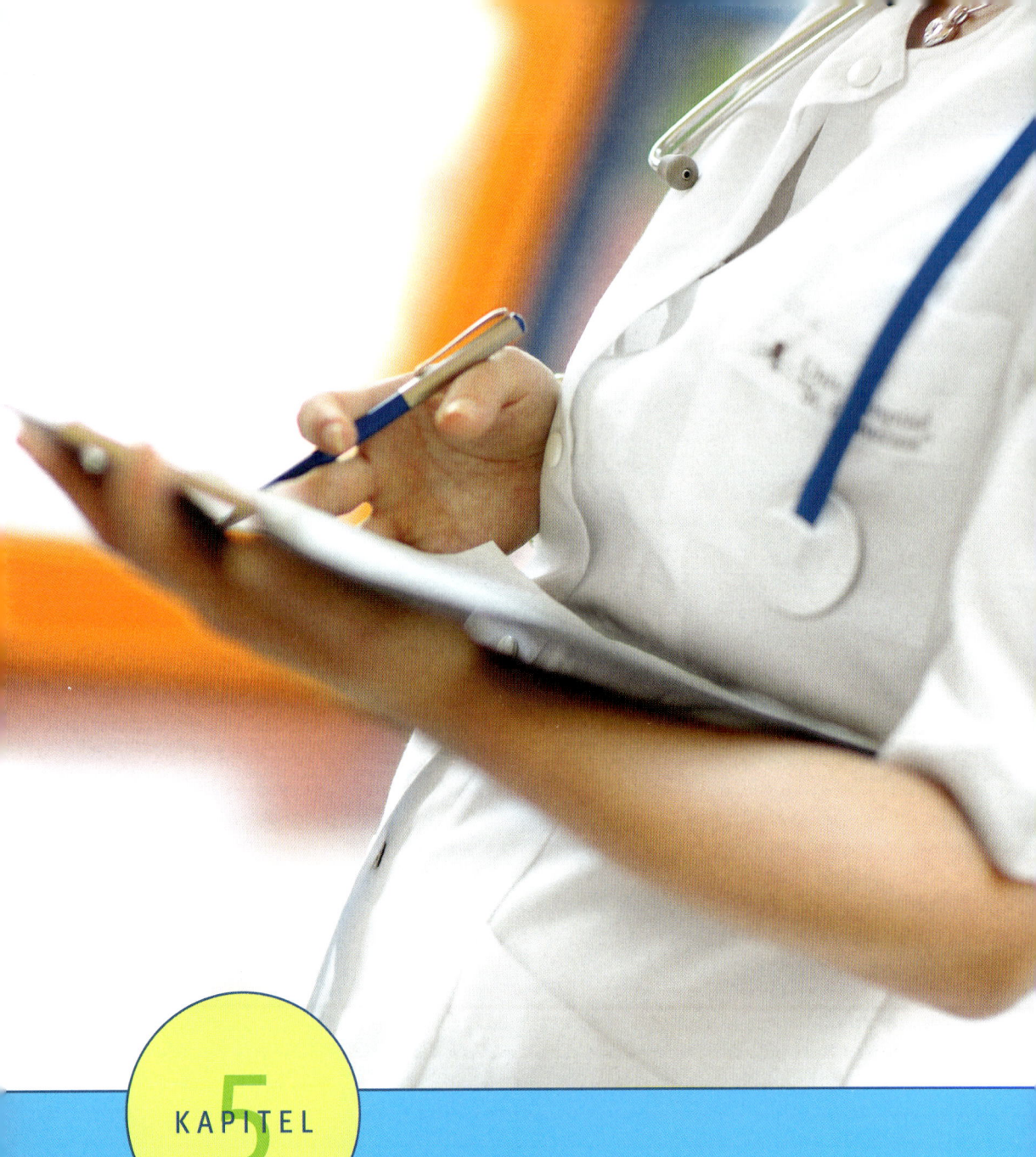

OPERATION ALS CHANCE

Je nach Gelenk und Ausprägung der Arthrose sowie begleitenden Veränderungen rät der Arzt in manchen Fällen zu einer Operation. Welche Möglichkeiten es hier gibt, erfahren Sie nun ganz ausführlich.

Wann ist ein Eingriff nötig?

Wenn alle anderen Behandlungsmöglichkeiten ausgeschöpft sind und sich keine ausreichende Besserung der Beschwerden erreichen lässt, sollten Sie eventuell über eine Operation als weitere Behandlungsmaßnahme nachdenken. Entscheidend sind immer Ihre subjektiv wahrgenommenen Beschwerden und die klinischen Veränderungen wie Schwellung, Einschränkung der Beweglichkeit, Belastungsschmerz und gegebenenfalls die Gehstrecke, die Sie zurücklegen können. Verlassen Sie sich also nicht nur auf die Darstellung des Gelenks mit bildgebenden Verfahren (z. B. Röntgenbild).

Ob eine Operation notwendig ist oder nicht, hängt auch davon ab, ob die Größe des Eingriffs ins Verhältnis zu der bestehenden Beschwerdesymptomatik und einer möglichen Besserung gestellt werden kann. Bei den Gelenken, an denen eine Arthroskopie möglich ist, wird in der Regel schnell eine Operation als notwendig angesehen. Dabei sollten Sie jedoch nicht außer Acht lassen, dass eine konsequente Physiotherapie mit Übungen, die Sie regelmäßig durchführen, oft gut hilft und dass zudem von wiederholten Arthroskopien keine wesentliche Beschwerdebesserung zu erwarten ist. Zu einer offenen Operation, bei der das Gelenk durch einen großen Schnitt freigelegt wird, raten Orthopäden stets mit Zurückhaltung. Vor allem der Einbau eines künstlichen Gelenks muss sehr gründlich überlegt sein. Ein sogenannter Gelenkersatz kommt dann in Frage, wenn keine gelenkerhaltende Operation mehr möglich ist.

Wenn alle anderen therapeutischen Mittel nicht mehr greifen, ist die Versorgung mit einem künstlichen Gelenk ein echter Segen.

Gelenkspiegelung: Arthroskopie

Am Schulter-, Ellbogen- und Handgelenk sowie am Knie- und oberen Sprunggelenk ist die Arthroskopie (Gelenkspiegelung) inzwischen zur Standardoperation geworden. Auch im Bereich des Hüftgelenks etabliert sie sich zusehends. Weiterentwickelte Instrumente ermöglichen heute sehr gut den Weg durch die dicken Muskelschichten und die Darstellung von Hüftkopf und Hüftpfanne. Bei den kleinen Gelenken, beispielsweise im Bereich der Finger, gibt es allerdings noch technische Probleme.

Die Arthroskopie hat zu einer regelrechten Revolution in der Gelenkchirurgie geführt. Mit der Entwicklung entsprechend miniaturisierter Operationsinstrumente und dünner, langstieliger Optiken erlebte die Arthroskopie des Kniegelenks in den 1980er-Jahren ihren Durchbruch.

INFO

KLEINER EINGRIFF – GROSSE WIRKUNG
Bei der Arthroskopie wird das Gelenk von innen genau inspiziert; dabei kann es auch operiert und damit der Schaden behoben werden.

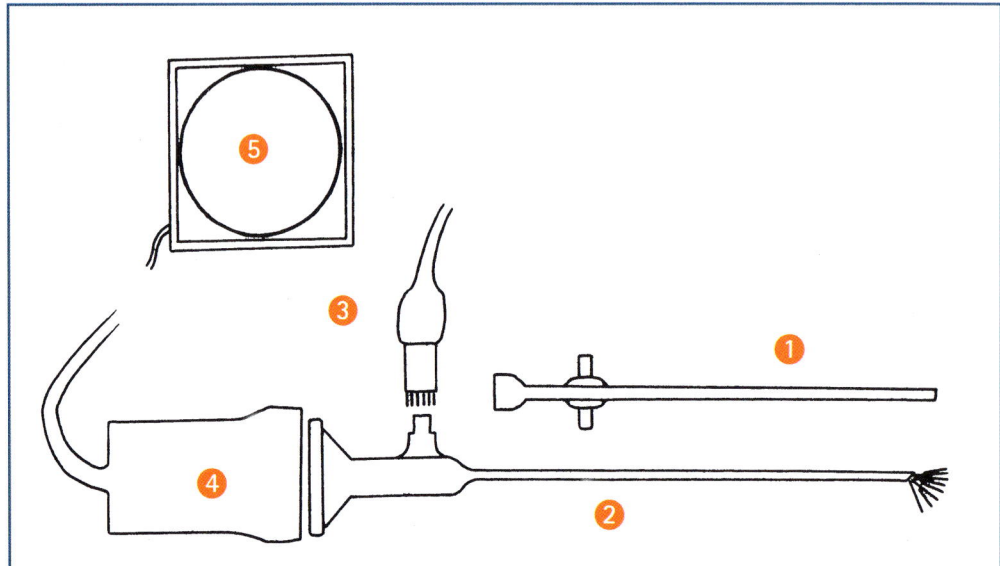

Optische Instrumente für die Arthroskopie: Führrohr der Optik (1), Optik mit Linsensystem (2), Belichtung der Optik (3), Kamerasystem (4), Arthroskopiebildschirm (5).

Bald folgten weitere Gelenke. Für das Handgelenk und das Hüftgelenk mussten die Instrumente und Optiken weiter modifiziert werden. An Schulter-, Knie- und oberem Sprunggelenk wird heute die weitaus überwiegende Zahl aller Operationen arthroskopisch durchgeführt.

Während das Gelenk bei einer offenen Operation durch einen entsprechend großen Schnitt freigelegt wird, benötigt man für eine Arthroskopie lediglich zwei kleine Einstiche (Inzisionen). Durch den ersten Einstich wird ein Stab in das Gelenk geführt, der eine Optik enthält. Eine Kamera überträgt das Bild der Optik aus dem Gelenk auf einen Bildschirm. Durch das Schwenken des Stabes und gegebenenfalls zusätzliche Bewegungen

des Gelenks können alle Anteile genau eingesehen werden. Falls notwendig wird die Optik noch durch weitere Inzisionen ins Gelenk eingebracht, um eine andere Blickrichtung zu erhalten und/oder weitere Teile des Gelenks einzusehen.

Vorteile dieser Methode

So können mit der Optik beispielsweise im Bereich des Kniegelenks die Gelenkoberflächen, die Schleimhaut, Gelenkausstülpungen (Recessi) sowie die Menisken und die Kreuzbänder betrachtet werden. Selbst feine Farbveränderungen, beispielsweise der Gelenkknorpelfläche oder der Schleimhaut sowie Gewebsauffaserungen, etwa des Meniskus, werden auf diese Weise genau erkannt. Der Operateur kann sich durch die Arthroskopie also unverzüglich ein Bild von den inneren Strukturen des Gelenks machen.

Über einen weiteren Einstich wird zunächst ein Tasthäkchen eingeführt. Damit prüft der Arzt, ob der Gelenkknorpel prall elastisch ist oder etwa Erweichungen zeigt. Mit dem Häkchen kann er außerdem innere Bänder oder Faserknorpelscheiben wie den Meniskus und den Diskus abtasten.

Über diese Einstiche werden dann bei Bedarf noch weitere Instrumente in das Gelenk eingebracht, beispielsweise rotierende Messer, die gleichzeitig Gewebe ansaugen und abschneiden. Eines davon ist der Shaver, mit dem man einen aufgefaserten Meniskusrand glätten kann; verschiedene Beißzangen (Punch) und Fasszangen dienen dazu, schadhafte Anteile herauszuschneiden oder Proben zu entnehmen.

Mit modernen, aber ziemlich aufwändigen und auch kostspieligen Instrumenten und Verbrauchsmaterialien ist es heute möglich, schadhafte Strukturen zu rekonstruieren und somit ihren Funktionszustand wiederherzustellen. So können beispielsweise am Knie Meniskusrisse im basisnahen Bereich – die also nah an der Gelenkkapsel liegen – durch spezielle Nahttechniken oder mit Hilfe bioresorbierbarer Pfeile (Arrows) wieder verankert werden.

Dank der arthroskopischen Fixationsmethoden haben auch Meniskusrisse eine Chance, abzuheilen, und der Meniskus kann weiterhin seine Funktion als Stabilisator der Gelenkflächen übernehmen.

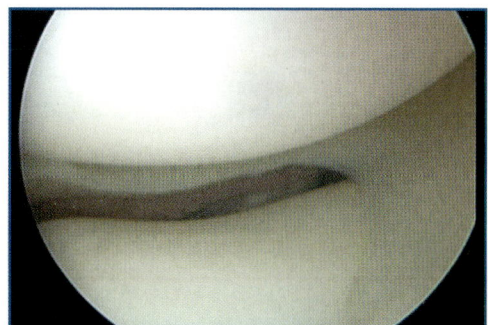

Arthroskopische Meniskusbilder: Unauffälliger Meniskus mit glattem Rand und glatter Ober- und Unterfläche.

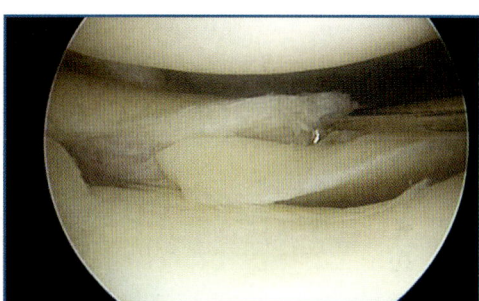

Lappenriss des Meniskus.

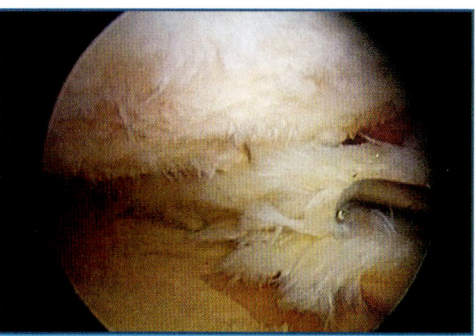

Völlige Zerstörung des Meniskus bei ausgeprägter Degeneration.

Im Bereich des Handgelenks kann auf ähnliche Weise der Diskus, eine Faserknorpelscheibe zwischen Ellenfortsatz und Handgelenk, genäht werden. Solche Rekonstruktionen sind wichtige Maßnahmen, um einer Arthroseentstehung entgegenzuwirken. Ein aufgefaserter Diskus führt ebenso wie ein Meniskusriss zu biomechanisch ungünstigen Druckverhältnissen und reibt auf der Gelenkknorpelfläche, was schließlich zum Knorpelverschleiß, also zur Arthrose, führt.
Auch zur Wiederherstellung der Bandsicherung ist die Arthroskopie eine gute Methode. Besonders für Gelenke, die erst durch ihre Weichteilführung Stabilität erhalten, ist die Rekonstruktion dieser sichernden Strukturen bei Gewebsverletzungen von enormer Bedeutung.

Reparaturen an Schulter und Hüfte

An der Schulter kommt es beispielsweise durch den Abriss der vorderen knorpeligen Gelenklippe zur Ausrenkung des Oberarmkopfes aus der kleinen knöchernen Schulterpfanne. Die vordere Gelenklippe kann heute in einer aufwändigen arthroskopischen Technik angefrischt und mit Ankern und darüber geknoteten Fäden wieder fixiert werden (siehe Abbildungen). Der besondere Vorteil liegt darin, dass nur drei kleine Schnitte anstelle einer vergleichsweise größeren offenen Operation notwendig sind. Ein solcher arthroskopischer Eingriff ist aber nur unter bestimmten Voraussetzungen möglich. Bei breit zerrissenen Strukturen und ausgeleierter Kapsel beispielsweise kann

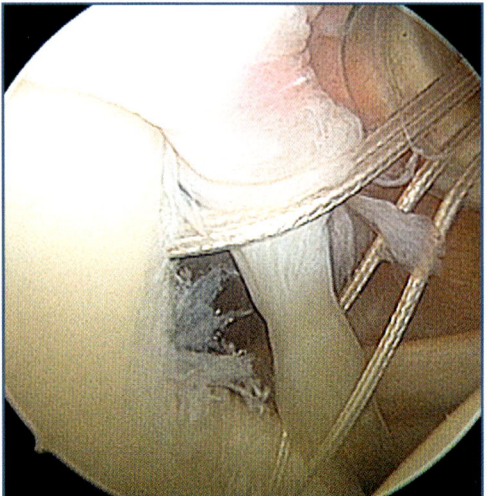

Naht der ausgerissenen Schultergelenkkapsel bei einer Schulterausrenkung in arthroskopischer Technik. Im Knochen sind Anker eingebracht, deren Fäden durch das abgerissene Kapselgewebe geführt werden.

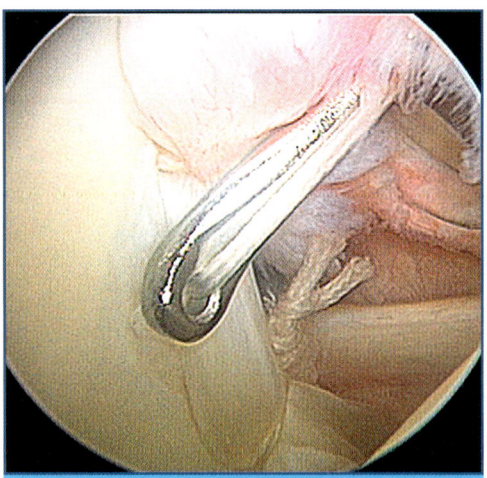

Dann wird die Kapsel mit Knoten am ausgerissenen knöchernen Rand befestigt.

man diese Technik oft nicht mehr einsetzen, dann muss offen operiert werden. Für die Arthroskopie des Hüftgelenks benötigt man spezielle lange Instrumente, um das in der Tiefe liegende Gelenk zu erreichen. Der dicke Muskel- und Weichteilmantel, der das Gelenk von allen Seiten umgibt, erschwert die freie Bewegung der Instrumente. Durch verschiedene Eintrittspunkte kann man aber sowohl die äußeren als auch die inneren Gelenkanteile gut sichten und bearbeiten.

Voraussetzung für die Arthroskopie des Hüftgelenks ist, dass der Gelenkspalt durch eine Spannvorrichtung am Operationstisch, die sogenannte Extension, aufgedehnt wird. Dadurch schafft man eine Breite von etwa zwei Zentimetern des Gelenkspaltes für eine bessere Einsicht und als Bewegungsraum für die Instrumente.

Im Hüftgelenk kann, ebenso wie in anderen Gelenken, beispielsweise der Knorpel geglättet werden oder eine Weichteilbearbeitung stattfinden. Eine häufige Maßnahme an der Hüfte ist das arthroskopische Abtragen der aufgefaserten Gelenklippe (Labrum) sowie das Abtragen der

Schleimhaut (Synovialis). Auch geringere, lokal begrenzte knöcherne Randkantenbildungen im Bereich der Hüftpfanne oder des Hüftkopfes können arthroskopisch mit Fräsen abgetragen werden. Ein abgerissenes, jedoch in der Struktur ansonsten intaktes Labrum wird arthroskopisch genäht.

Verletzungen der Gelenklippe bereiten Schmerzen beim Sitzen, weil die Beugung im Hüftgelenk die lädierte Gelenklippe einklemmt. Die Beugung des Hüftgelenks und die gleichzeitige Innenrotation (der Fuß wird nach außen gedreht) verursachen dann oft noch größere Schmerzen. Dies bezeichnet man auch als Impingement-Syndrom des Hüftgelenks.

Wirksame Hilfe fürs Knie

Am Kniegelenk wird beispielsweise der Ersatz des vorderen Kreuzbandes heute standardmäßig arthroskopisch vorgenommen, ganz gleich, ob es sich um einen Ersatz durch das Kniescheibenband (Ligamentum patellae) oder um einen Ersatz durch Oberschenkelsehnen (Semitendinosus- und Gracilis-Transplantate) handelt. Auch hierbei wird durch die innere Stabilisierung einer Störung der Gelenkmechanik entgegengewirkt, die sonst zu einer Knorpelabnutzung, also zur Arthrose, führen würde.

INFO

IMPINGEMENT-SYNDROM
Davon können sowohl die Schulter- als auch die Hüftgelenke betroffen sein. Impingement bedeutet Einklemmung; als Syndrom wird ein Komplex verschiedener Krankheitszeichen (Symptome) bezeichnet.

Behandlung je nach Schweregrad

Bei Arthrose orientiert sich das arthroskopische Vorgehen an den vier Stadien der Knorpelveränderung (siehe Seite 13):

Chondromalazie-Stadium I: Hier gibt es keinen Grund für eine operative Bearbeitung der Knorpeloberfläche. In diesem Stadium, in dem lediglich der Knorpel aufgetrieben, aber seine Oberfläche noch glatt ist, kann er so belassen werden. Gezielte gymnastische Übungen sind für eine verbesserte Gelenkführung und den Wechsel zwischen Be- und Entlastung des Knorpels wichtig.

> **Es gibt vier Arthrose-Stadien. Für jedes kommt eine andere, ganz spezielle Therapiemethode in Frage.**

Unter Umständen kann man die Gelenkführung und damit den biomechanischen Knorpelkontakt durch Maßnahmen in der Umgebung verbessern. Im Bereich des Kniegelenks beispielsweise gelingt das durch die arthroskopische Entfernung einer verdickten Schleimhautfalte zur Innenseite der Kniescheibe (Plica mediopatellaris) oder über eine gelenkseitige Kapseldurchtrennung (laterales Release), um die Einstellung der Kniescheibe zum Oberschenkelgleitlager zu verbessern. Diese beiden Maßnahmen können dann sinnvoll sein, wenn zusätzlich ein mindestens dreimonatiges krankengymnastisches Übungsprogramm mit selbsttätigen täglichen Übungen durchgeführt wird, um neben der operativen Verbesserung der Mechanik auch noch die Muskulatur zu trainieren, insbesondere an der Oberschenkelinnenseite.

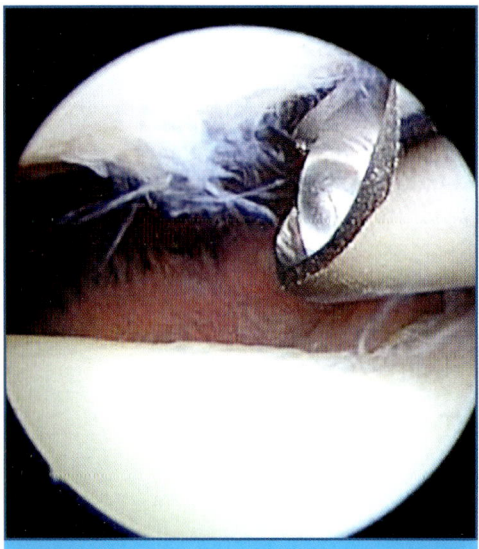

Rauhe, oberflächliche Knorpelauffaserungen, rechts Shaver.

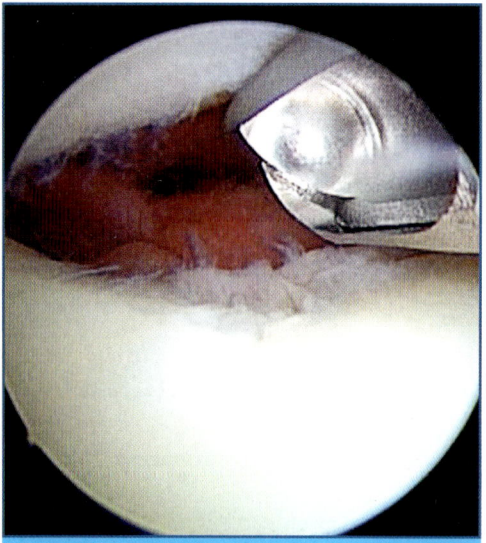

Derselbe Patient nach Glättung der Auffaserung mit dem Shaver.

Chondromalazie-Stadium II: Besteht eine Auffaserung der Gelenkknorpeloberfläche, so können die faserigen Anteile im Rahmen einer arthroskopischen Knorpelglättung entfernt werden; diese Auffaserungen führen sonst mechanisch zu einer tieferen Zerklüftung oder unterhalten durch ihre Zersetzung (Detritus) die Reizung der Schleimhaut, mit der Konsequenz von entzündlichen Reaktionen wie Rötung und Schwellung. Eine Knorpelglättung wird mit feinen, innen rotierenden Messern (Shaver) durchgeführt, die gleichzeitig die abgeschnittenen Anteile ansaugen.

Chondromalazie-Stadium III: Bei umschriebenen freiliegenden Knochenanteilen oder unterminierten Knorpelteilen, die quasi abblättern, ist es das Ziel, diese blanken Areale wieder mit einem Ersatzgewebe zu bedecken. Dies gelang bereits vor der Ära der Arthroskopie, und zwar mit sogenannten Pridie-Bohrungen. Die verdickte (sklerosierte) Knochenplatte wurde durchlöchert. Durch diesen Anschluss an das Knocheninnere (Knochenmark) wurden Blutungen erzeugt, dank derer sich im Bereich dieser Löcher Faserknorpel bilden konnte.
Mit der Arthroskopie wurde diese Technik zunächst dahingehend verändert, dass kleine rotierende Fräsen (Burr) entwickelt wurden, um den verdickten Knochen anzuschleifen (Abrasionsarthroplastik). Dann zeigt sich typischerweise ein Nebeneinander von sklerosierten, weißlichen Knochenanteilen und feinen, punktförmigen Blutungen aus freiliegenden Markkanälen. Insgesamt bildet sich ein Blutkuchen, der sich in Fasergewebe umformt.

Diese Technik wurde jedoch weitgehend wieder aufgegeben, da der weiche Untergrund oft nicht tragfähig genug war und der Faserknorpel in großen Arealen versagte. Die Erwartungen in diese Technik waren zu hoch gesteckt und enttäuscht worden.

Die Arthroskopie wurde durch die Einführung der »Mikrofrakturierung«, ein knochenmarkstimulierendes Verfahren, Anfang der 1980er-Jahre enorm verbessert.

Schließlich beschritten Mediziner einen neuen Weg: Mit der als »Microfracturing« bezeichneten Technik wird der verdickte, freiliegende Knochen mit einem Dorn eng nebeneinander durchstochen. Es bleibt also die tragfähige Knochensubstanz erhalten. Durch die dicht aneinanderliegenden Penetrationen kommt es zu größeren Blutungen, die den festen Knochen überziehen. So wird ein Fasergewebe über einer tragstabilen Knochenschicht erzeugt. Diese zeitaufwändige Technik ist jedoch auf umschriebene Areale begrenzt. Man kann damit keinen großflächigen Knorpelverlust behandeln.

Chondromalazie-Stadium IV: Hier besteht bei ausgedehnten Knorpelglatzen oft keine Chance mehr, ein Fasergewebe zu erzeugen. Die Arthroskopie beschränkt sich bei diesem Grad der Knorpelveränderung lediglich auf den Spüleffekt (Lavage). Durch die großen Mengen von Spülflüssigkeit werden Abriebpartikel und schmerzvermittelnde Stoffe (Mediatoren) aus dem Gelenk herausgespült. Dies führt zwar zu einer vorübergehenden Besserung, jedoch wird der Grundzustand der fortgeschrittenen Arthrose nach einigen Wochen wieder zu vermehrten Schmerzen führen.

Dennoch sollten stets alle Möglichkeiten des Gelenkerhalts ausgeschöpft werden. Besonders das Muskeltraining in Eigenregie ist, in Kombination mit physikalischen Maßnahmen und einer begleitenden Medikation, hilfreich.

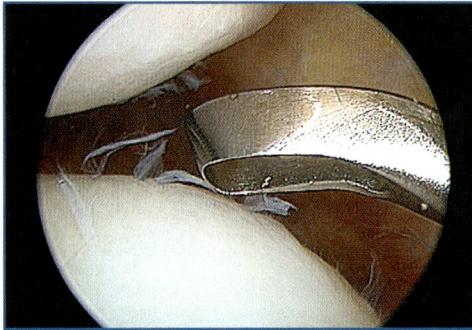

Gewinnung eines gesunden Knorpelpartikels aus dem Randbereich der Gelenkknorpeloberfläche für die Knorpelzellzüchtung; Küvette im Knorpelrandbereich.

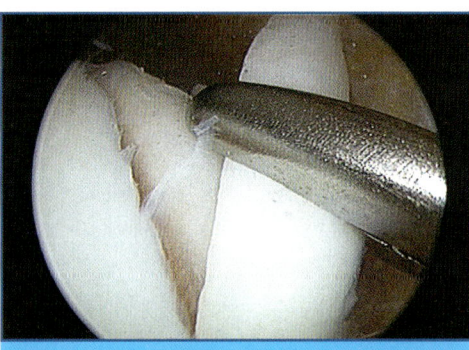

Der gelöste Teil wird mit der Fasszange geborgen.

Aufwändige Methode: Knorpeltransplantation

Bei einzelnen, umschriebenen Knorpelschäden und ansonsten guten Knorpelverhältnissen kann man bei Patienten bis etwa 50 Jahre eine Knorpeltransplantation durchführen. Dieses Verfahren ist sowohl von der Art der operativen Versorgung als auch wegen der Herstellung körpereigener Knorpelzellen äußerst aufwändig. Zunächst werden bei einem arthroskopischen Eingriff gesunde Knorpelanteile gewonnen. Üblicherweise entnimmt man zwei etwa reiskorngroße Partikel aus dem Randbereich der Gelenkknorpeloberfläche (siehe Abbildung oben), also nicht aus dem eigentlichen Belastungsareal. Hieraus werden dann in speziellen Labors die Knorpelzellen isoliert und in einem hoch technisierten Verfahren die eigentlich nicht mehr teilungsfähigen Knorpelzellen in ein Vorstadium zurückgeführt, zur Teilung angeregt und schließlich wieder in Knorpelzellen zurückverwandelt. Dadurch stehen körpereigene Knorpelzellen in großer Zahl zur Verfügung.

Die Knorpeltransplantation dient seit Jahren dazu, begrenzte Areale abgenutzten Knorpels zu ersetzen.

Diese Zellen werden dann z. B. als Lösung (Suspensat) in einer offenen Operation unter einen Knochenhautlappen gespritzt, der das defekte Knorpelareal wie eine Kammer nach oben hin abdichtet (Autologe Chondrozyten-Transplantation). Alternativ können die Knorpelzellen in ein vorgefertigtes Schichtmaterial, eine sogenannte Matrix eingebracht werden.

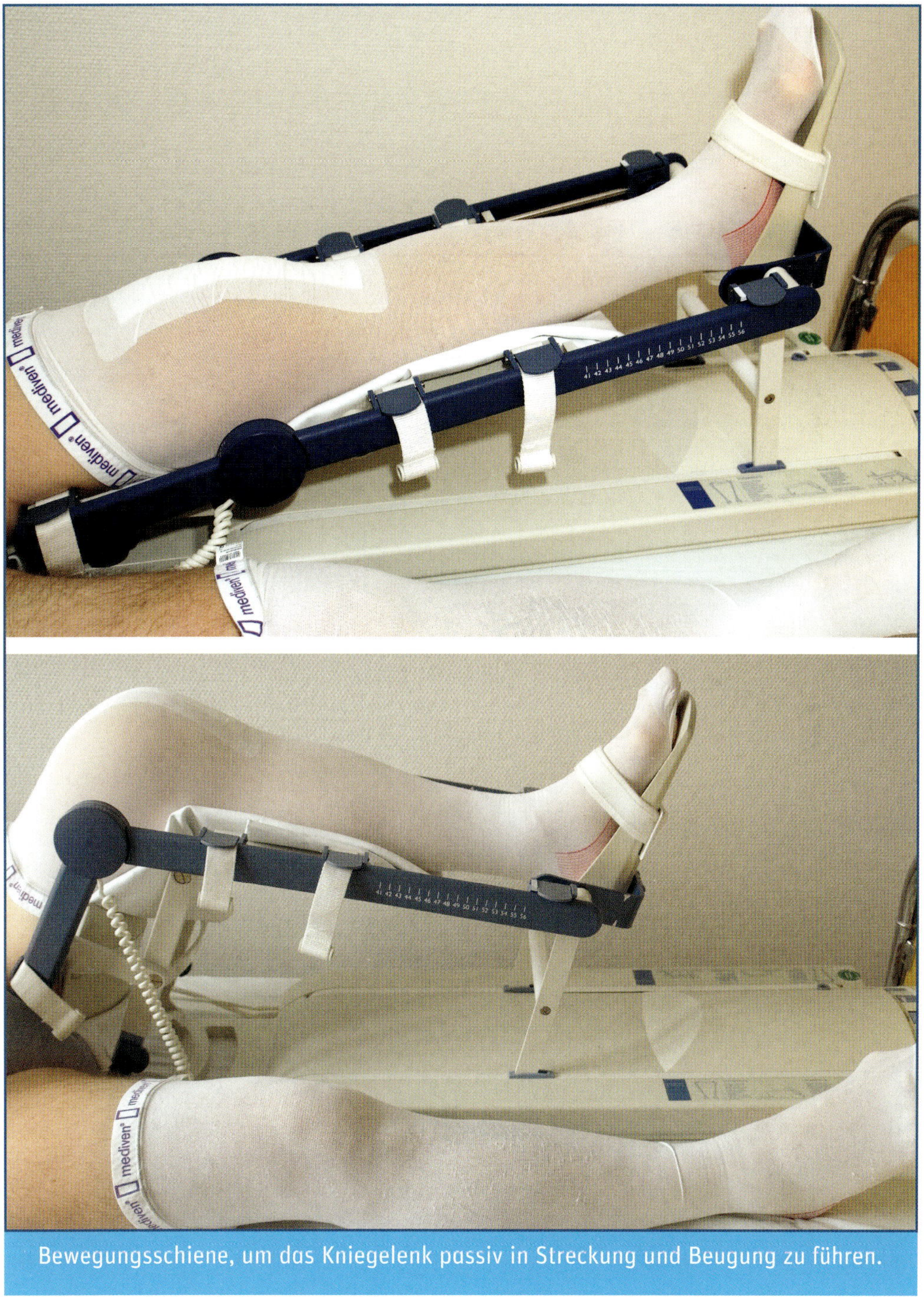

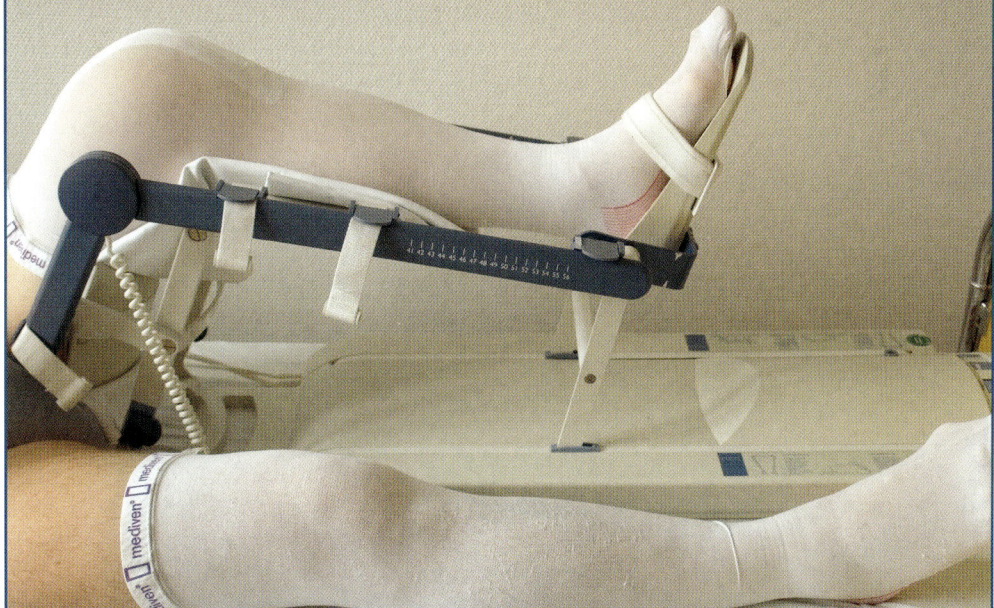

Bewegungsschiene, um das Kniegelenk passiv in Streckung und Beugung zu führen.

Diese wird ohne einen zusätzlichen Knochenhautlappen in den Knorpeldefekt eingepflanzt.

Welches Verfahren für welche Art des Gelenkdefektes und welches Gelenk in Frage kommt, müssen die Patienten im Einzelnen mit den Ärzten der speziellen Zentren besprechen, in denen Knorpeltransplantationen vorgenommen werden. Genauere Auskünfte bekommen Sie von der Arthrose Liga (siehe Seite 119).

Synovektomie bei entzündeter Schleimhaut

Auch wenn die eigentliche Problematik von der Knorpelzersetzung ausgeht, so muss man doch immer die durch die Abbaupartikel verursachte Schleimhautentzündung ebenfalls berücksichtigen. Da sich die Notwendigkeit zur Operation aus der Schmerzsymptomatik und Funktionsbeeinträchtigung ergibt, wird bei ausgeprägten entzündlichen Veränderungen immer auch eine Synovektomie (Entfernung der Schleimhaut) vorgenommen. Dies geschieht arthroskopisch sehr schonend und umfassend, weil der Arzt sogar kleine, versteckte Gelenkanteile gut einsehen und bearbeiten kann. Die Entfernung erfolgt mit dem Shaver (siehe Seite 43). Die Entfernung der gesamten Gelenkschleimhaut ist stets sehr mühsam und aufwändig. Danach werden die zahlreichen Blutgefäße verödet (Kauterisierung). Dies reduziert zwar die Blutungsneigung, aber dennoch kommt es nach einer radikalen Schleimhautentfernung zu einer verstärkten Blutung.

Da bei jeder Blutung in das Gelenk auch Narben (Briden) entstehen, muss so schnell wie möglich die volle Beweglichkeit des Gelenks trainiert werden. Dies geschieht üblicherweise durch Krankengymnastik als aktive Mobilisierung sowie durch eine kontinuierliche passive Mobilisierung (CPM, siehe Seite 45).

INFO

DRAINAGEN HILFREICH NACH OPERATIONEN

Bei allen Operationen, bei denen man anschließend mit einer vermehrten Blutung oder Flüssigkeitsabsonderung in das Gelenk rechnen muss, werden Drainagen aus dem Gelenk geführt; damit saugt man unmittelbar nach dem Eingriff die Flüssigkeit bzw. das Blut ab. Das Gelenk schwillt dann weniger an, und der Patient kann es nachher besser bewegen.

Offene Operation: Arthrotomie

Kann der Arzt die Erkrankung nicht arthroskopisch behandeln, so eröffnet er das Gelenk durch einen Schnitt. Hierbei wird in üblicher Technik operiert, ganz ohne die Sonderapparaturen der Arthroskopie. Der Schnitt am Gelenk wird so groß gemacht, dass der Operateur die betreffenden Anteile gut überblicken und behandeln kann.

Auch die Schleimhautentfernung (Synovektomie) kann offen erfolgen. Bei den Gelenken, die arthroskopisch operiert werden können, ist es höchst selten, dass die Schleimhautentfernung offen erfolgt. Diese Möglichkeit ist nur ganz vereinzelten Fällen vorbehalten, bei denen die Schleimhaut in besonderem Maße verdickt oder vernarbt ist, etwa nach einer Kniegelenkprothese.

Möchte der Arzt vor der Operation erfahren, wie dick die Schleimhaut ist, so nimmt er eine Ultraschalluntersuchung (Sonographie) des Gelenks vor.

Die Nachbehandlung einer Arthrotomie dauert in der Regel länger als die einer Arthroskopie. Nach einer offenen Operation muss die Wunde innen und außen erst einmal gut verheilt sein, bevor das Gelenk wieder richtig belastet oder voll bewegt werden darf. Bei der Arthrotomie kleiner Gelenke ist es unvermeidbar, dass man während der Operation manchmal auch Bandanteile löst und wieder vernäht. In diesem Fall sind besondere Schienen zur Bewegung der Gelenke erforderlich, um die in Heilung befindlichen Bänder nicht verfrüht wieder zu strapazieren.

Gelenkmodellierung: Arthroplastik

Darunter versteht man die plastische Formung eines Gelenks. Gelenkwülste (Osteophyten) werden abgetragen und die beiden Gelenkpartner wieder so modelliert, dass sie exakt zusammenpassen und frei beweglich sind. Derartige Gelenkzacken oder -wülste entstehen beispielsweise im Rahmen von degenerativen Veränderungen bei Arthrose. Falls der Knorpel an sich noch gut erhalten und das Gelenk ausreichend stabil ist, genügt es, die Knochenzacken und -wülste abzutragen und die normale Gelenkbeweglichkeit wiederherzustellen, um damit die Schmerzen zu beseitigen. Dieses Behandlungsprinzip gilt für verschiedene Gelenke.

Im Bereich des Hüftgelenks ist diese Operationstechnik von mir entwickelt worden, um die Versorgung mit einem künstlichen Gelenk bei mäßiggradigen Arthrosen zu vermeiden. Voraussetzung für die reine Gelenkmodellierung ist, dass das Röntgenbild noch einen guten Gelenkspalt und einen gut gerundeten Hüftkopfanteil zur Pfanne hin zeigt. Die Beschwerden entsprechen denen des Impingement-Syndroms, das ich bereits bei der Hüftarthroskopie auf Seite 41 beschrieben habe. Die Schmerzen treten vorzugsweise dann auf, wenn das Bein im Hüftgelenk vermehrt gebeugt wird; verstärkend kann eine gleichzeitige Innenrotation des Hüftgelenks (der Fuß wird nach außen gedreht) sein. In dieser Position stoßen die Knochenrandzacken der Pfanne mit dem Knochen von Hüftkopf und Schenkelhals zusammen; es können aber auch Knochenwülste im Bereich des Übergangs von der Hüftkugel zum Schenkelhals der Grund für die Beschwerden sein. In manchen Fällen liegen sowohl Knochenzacken der Pfanne als auch Wülste des Hüftkopfes vor, so dass beides entfernt werden muss. Wenn eine derartige knöcherne Veränderung im Röntgenbild nicht eindeutig erkennbar ist, kann eine Darstellung mit Computertomogramm (CT) oder Kernspintomogramm (MRT) helfen.

Bei der CT und MRT wird das betroffene Gelenk schichtweise geröntgt. Dies erlaubt eine sehr genaue Darstellung der Knochenstrukturen.

In unserer Klinik haben wir zur gezielten Abtragung der bewegungshemmenden Knochenrandzacken und -wülste eine spezielle Technik für das operative Vorgehen entwickelt. Nach meiner Einschätzung könnten von den in Deutschland eingesetzten 209.000 Hüftendoprothesen pro Jahr gut zehn Prozent durch diese Operationstechnik vermieden werden. Patienten, die auf diese Weise therapiert wurden, kommen oft noch jahrelang mit ihrem eigenen Hüftgelenk zurecht.

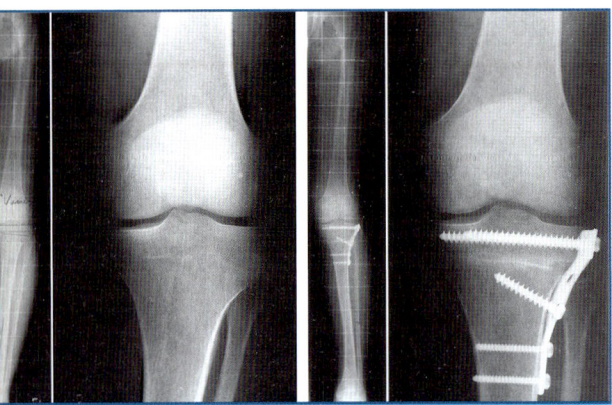

Röntgenbilder eines Kniegelenks vor (links) und nach (rechts) einer Knochenumstellung am Unterschenkelkopf, um eine O-Bein-Fehlstellung zu korrigieren.

Weitere Operationsmethoden

Die Umstellungsosteotomie ist ein Eingriff am Knochen, mit dem man krankhafte Gelenkachsenveränderungen richtigzustellen vermag. Sind also die Belastungsverhältnisse für ein Gelenk ungünstig, so kann man durch gelenknahe Knochendurchtrennungen Verbesserungen erreichen. Insbesondere am Knie- und Hüftgelenk wird dadurch die Belastungsverteilung im Gelenk am Becken sowie am Ober- und Unterschenkel günstig beeinflusst. Eine solche Korrektur ist am besten anhand eines O- oder X-Beines zu erklären: Damit die Belastungslinie nicht zur Seite verschoben ist, sondern mittig durch das Kniegelenk verläuft, führt man Knochenumstellungen durch. Dabei wird der Knochen an der durchtrennten Stelle mit Metall fixiert. Die volle Bewegung ist in der Regel unmittelbar nach der Operation wieder möglich und sinnvoll, um die Gelenkfunktion sowie die Muskelaktivität weiter zu trainieren. Zur Entlastung des operierten Beines sind zunächst noch Gehstützen erforderlich, damit die Knochenheilung ungestört vonstattengeht und die Korrektur nicht womöglich durch eine zu frühe Belastung gefährdet wird. An anderen Gelenken ist eine Knochenumstellung zur Graderichtung zwar seltener, jedoch auch möglich.

Anbohrungen als Rettung für das Gelenk

Bei fast jedem Gelenk kann es zu umschriebenen Durchblutungsstörungen unmittelbar unter dem Knorpel kommen. Dann entstehen in diesem Bereich abgestorbene Knochenareale. Dank einer kernspintomographischen Untersuchung ist es möglich, erste Veränderungen gut zu erkennen, und zwar schon geraume Zeit bevor sich der Knochenuntergang (Nekrose) im Röntgenbild zeigt. Befindet sich dieser dann schließlich in einem späten Stadium, in dem er endlich auf der Röntgenbilddarstellung zu sehen ist, kann man kaum noch etwas unternehmen, um das Gelenk zu erhalten.

In einem frühen Stadium besteht jedoch die Möglichkeit, den Anschluss der ernährungsgestörten Areale zum Knochenmark und damit zur Durchblutung für die bessere Ernährung wiederherzustellen. Dazu werden die betroffenen Bereiche angebohrt. Bei einer noch intakten Knorpeloberfläche wird eine solche Anbohrung von außerhalb des Gelenks (retrograd) durchgeführt. Wenn das Areal entsprechend gut zu erreichen und groß genug ist, entnimmt man mit einer Stanze einen Zylinder aus dem Knochen, der bis zum Herd der Ernährungsstörung reicht. Man gewinnt also gute Anteile des Knochenmarks auf dem Weg zum betroffenen Herd der Ernährungsstörung und einen zentralen Anteil aus dem Herd. Der Herdanteil ist ein verdichteter Knochen ganz ohne jegliche Durchblutung und daran zu erkennen, dass er nicht rot, sondern hell ist.

Dank der Kernspintomographie, auch Magnetresonanztomographie (MRT) genannt, können Weichteilstrukturen im Körperinneren zwei- oder dreidimensional dargestellt werden.

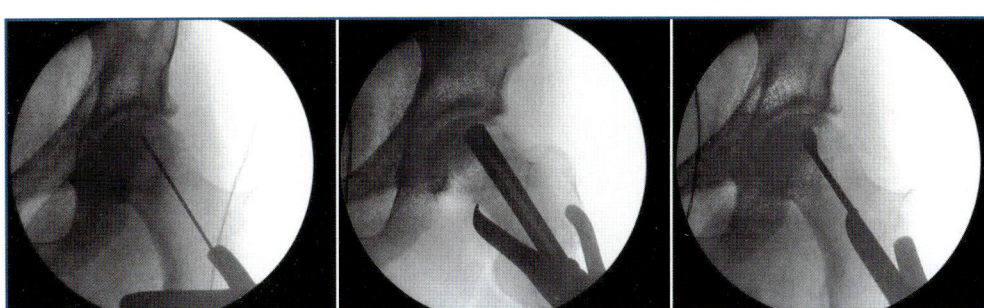

Links: Anbohrung eines Herdes verminderter Durchblutung im Knochenmark von außerhalb des Gelenkes; Lokalisierung des Herdes mit einem Kirschnerdraht. Mitte: Überbohrung mit einer sogenannten Kronenfräse. Rechts: Weiteres Ausräumen mit einem Löffel.

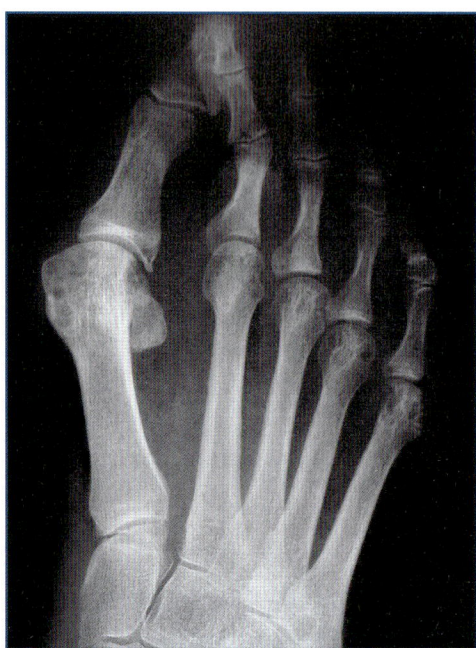

Schiefe Großzehe und überschlagende zweite Zehe.

Die Anteile aus dem guten Knochenmarkbereich werden sodann wieder in den gebohrten Kanal eingebracht – und zwar bis zum Herd hin. Dadurch findet der Herd Anschluss an die Durchblutung, und die gesunden Knochenmarkanteile tragen zur Heilung bei.

Nach einer solchen Operation darf das betreffende Gelenk sechs bis acht Wochen lang keiner Gewichtsbelastung ausgesetzt werden. Das Bewegen ist jedoch in vollem Umfang erlaubt. Die Nekroseanbohrung ist also die beste Möglichkeit, um das Gelenk in seiner Kontur zu erhalten, das heißt die Gelenkoberfläche mit dem intakten Knorpel zu retten und schließlich die Belastbarkeit wiederherzustellen.

Handelt es sich um ein fortgeschrittenes Stadium der Nekrose (Knochenuntergang) mit Deformierung des Gelenks, so bleibt bei entsprechenden Beschwerden auf Dauer nur das künstliche Gelenk, um die Gelenkfläche zu ersetzen und damit wieder Beweglichkeit und Belastbarkeit zu erlangen.

Arthrose des Großzehengrundgelenks

Je nach Ausprägung der Arthrose am Großzehengrundgelenk gibt es unterschiedliche operative Vorgehensweisen. Sie sollten jedoch zunächst die konservativen (nicht operativen) Behandlungsmethoden nutzen, über die Sie im nächsten Kapitel mehr erfahren. Die fünfte Regel der Gelenkschule zeigt Ihnen auf, wie nützlich orthopädische Hilfsmittel sind und wie diese eingesetzt werden (siehe Seite 82).

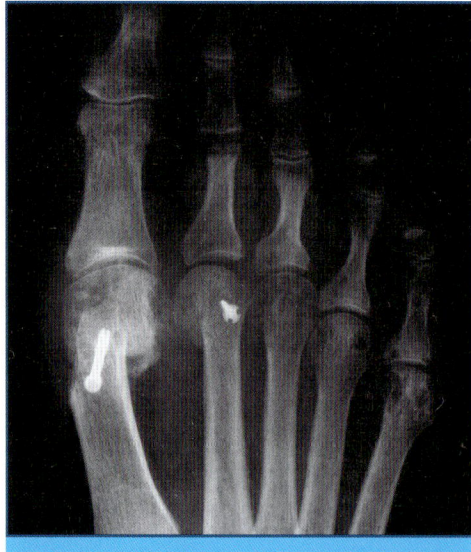

Resultat mit Geradstellung der Zehe.

In den meisten Fällen kann die Zehe durch eine Knochenumstellung am Mittelfußknochen und Weichteileingriffe gerade gestellt werden. Bei fortgeschrittener Arthrose mit Einsteifung des Großzehengrundgelenks muss ein Anteil der Grundgliedbasis entfernt werden. Mit diesem Weichteilgewebe wird ein sogenanntes Interponat geschaffen, das den Kontakt zwischen den Knochen verhindert. Damit ist die freie Beweglichkeit wiederhergestellt und vor allem die schmerzhafte Einschränkung der passiven Bewegung der Zehe nach oben beim Abwickeln des Fußes beseitigt. Teilweise wird anstatt der Wiederherstellung der Beweglichkeit eine vollständige Versteifung im Großzehengrundgelenk favorisiert.

Arthrose des Daumensattelgelenks

Bei allen zangenförmigen Greifbewegungen zwischen dem Daumen und den Langfingern wird die Kraft über das Daumensattelgelenk geleitet. Arthrosen in diesem Bereich verursachen starke Beschwerden: Neben der lokalen Reizung mit Schwellung und Druckempfindlichkeit ist oft jede kleinste Bewegung schmerzhaft. Selbst das Greifen ohne Kraft bereitet Schwierigkeiten.
Mit der Entfernung des angrenzenden kleinen Handwurzelknochens und der knäuelartigen Einlagerung eines Sehnenteiles wird der Bewegungsschmerz beseitigt und eine ausreichende Stabilität gewährleistet, so dass die Funktion der Greiffähigkeit schließlich wiederhergestellt ist.

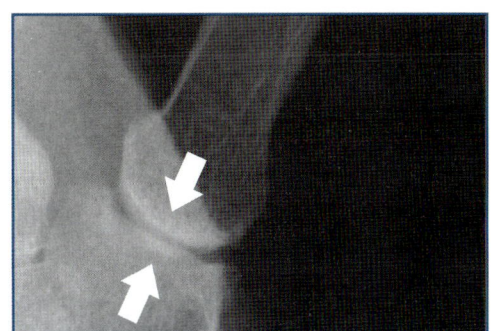

Röntgenbild mit Arthrose im Daumensattelgelenk (Pfeile).

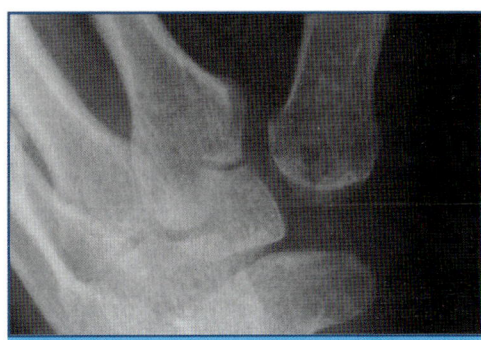

Röntgenbild nach Entfernung des Handwurzelknochens.

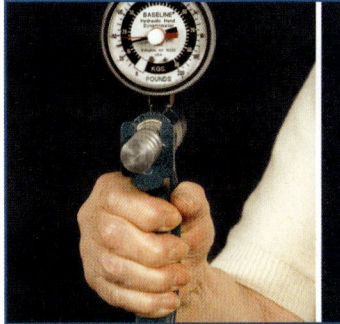
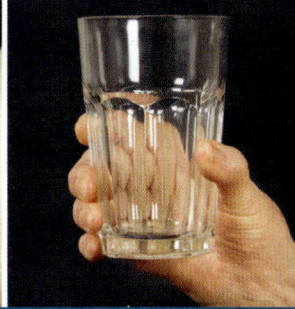

Beweglichkeit und Kraft nach der operativen Versorgung.

Endlich schmerzfrei: künstliches Gelenk

Wenn ein Gelenk derart verschlissen wurde, dass der Knorpelbelag in weiten Teilen
zerstört ist und keine Aussicht auf Besserung der Beschwerden mehr besteht, vor
allem wenn die Beweglichkeit und die
Belastbarkeit extrem reduziert sind, können heute viele Gelenke des Körpers
durch eine sogenannte Endoprothese
ersetzt werden.

Vor allem künstliche Hüft- und Kniegelenke gehören inzwischen zur Standardversorgung. Hier denkt niemand mehr an
eine Versteifung, da ein Gelenkersatz
möglich ist. Nicht bewährt haben sich
jedoch Prothesen für das Großzehengrundgelenk. Bei einer Krallen- oder
Hammerzehe kann und muss man das
Gelenk nicht ersetzen, üblicherweise werden lediglich die hervorstehenden Knochenanteile herausgenommen. Im Bereich
der Fingerendgelenke werden Gelenkmo-
dellierungen oder auch Versteifungen
durchgeführt.

Typen der Hüftgelenkprothesen

Je nach Versorgungssituation können
unterschiedliche Arten von Hüftgelenk-
prothesen gewählt werden. Beim Schen-
kelhalsbruch eines älteren Menschen ist es
zum Teil ausreichend, den abgebrochenen
Hüftkopf zu ersetzen. Insbesondere wenn
der Allgemeinzustand kritisch und eine
schnelle, schonende Operation vordring-
lich ist, wird lediglich ein Prothesenschaft
mit der Gelenkkugel verankert. Der
Beckenknochen, also die Pfanne, bleibt
dann unverändert.

Eine solche Prothese ist allerdings nicht
die richtige Versorgung bei Hüftarthrose,
denn ein Gelenkpartner, in diesem Fall
die Hüftpfanne, wird nicht ersetzt. Dies
ist nicht ratsam, wenn es um eine Lang-
zeitversorgung geht. Oft arbeitet sich
nämlich dann der härtere Metallkopf
durch den weicheren Pfannenknochen
vor. Die optimale Standardversorgung des

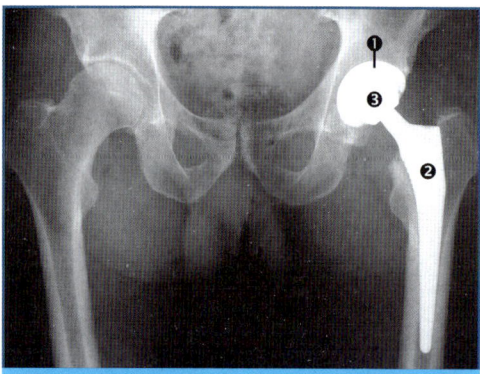

Übliche Hüftgelenkprothese mit
Hüftpfanne (1) im Beckenbereich
und Hüftschaft (2) im Oberschenkelknochen sowie auf dem Schaft sit-
zendem Hüftkopf (3).

Hüftgelenks besteht daher aus einem Teil für den Hüftkopf (in der Regel mit Schaft) und einem Teil für das Becken als sogenannte Pfanne.

Grundsätzlich versucht man, so viel Knochen wie möglich zu erhalten. Für die Pfanne ist eine gewisse Vertiefung nötig, um eine Verankerung zu erreichen. Die verhärteten, sklerosierten Knochenanteile müssen mit einer halbkugeligen Fräse abgetragen werden, bis die durchbluteten Anteile des Knochenmarks zum Vorschein kommen. Dann wird die Pfanne entweder eingeschraubt oder passgenau eingeschlagen.

Für den Ersatz der arthrotischen Gelenkfläche des Hüftkopfes werden in letzter Zeit auch wieder Kappen verwendet, die nach Abfräsen der Kopfoberfläche aufgesetzt werden. Dies nennt man »Resurfacing« (siehe Abbildung unten links). Dauerhafte Ergebnisse dieser Methode werden kritisch gesehen. Voraussetzung für diese Technik ist, dass der Hüftkopf eine intakte Knochenstruktur ohne Zysten aufweist und dass eine gute Kopf-Hals-Relation

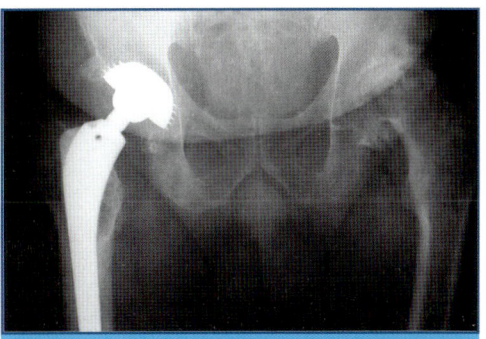

Schraubpfanne

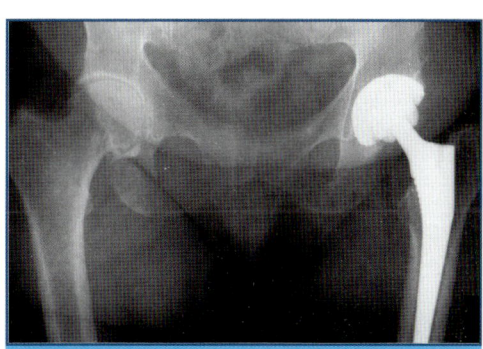

Pressfit-Pfanne

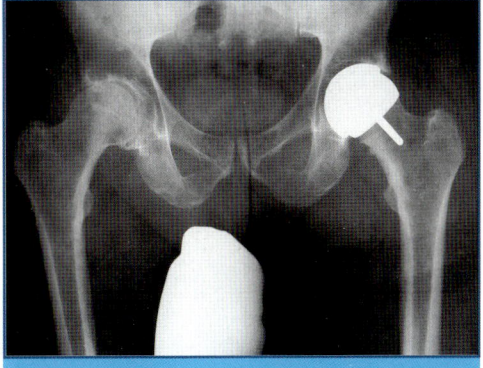

Hüftkappe (Resurfacing, sogenannter Oberflächenersatz)

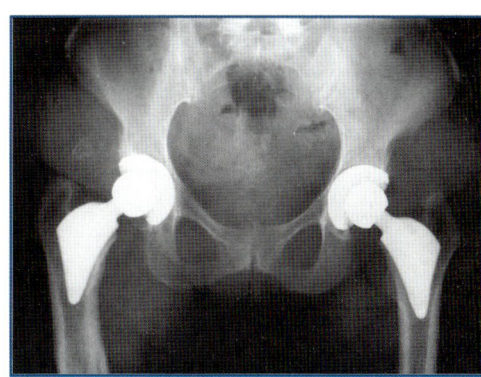

Kurzschafthüftprothese

besteht, damit der Übergangsbereich vom Kopf zum Hals beim Abfräsen der Gelenkfläche nicht gefährdet ist.

> **Grundsätzlich besteht das Bemühen, so wenig Knochen wie möglich für den prothetischen Hüftkopfersatz zu entfernen.**

Dieses Ziel verfolgt man auch mit sogenannten Kurzschaftprothesen. Hierbei wird ein Teil des Schenkelhalses erhalten und der kurze Prothesenschaft im oberen Anteil des Oberschenkelknochens verankert. Die Bezeichnung Kurzschaftprothese verwendet man für recht unterschiedliche Modelle, mitunter auch für Schaftprothesen, die lediglich etwas kürzer sind als herkömmliche.

Bei üblichen Schaftprothesen wird der Schenkelhals ganz entfernt, der Schaft ist im oberen Oberschenkelanteil verankert und mit dem Schaftkörper im Oberschenkelknochen lokalisiert. Diese Form des Hüftschaftes ist seit vier Jahrzehnten üblich und wird heute viele zigtausend Mal im Jahr verwendet.

Prothesenwechsel – auch das ist möglich

Bei Wechseloperationen wird zunächst die gelockerte alte Prothese ausgebaut. Oft findet sich statt eines soliden Knochenlagers in weiten Bereichen Bindegewebe. Dieses wird entfernt, bis sich wieder fester Knochen zur Verankerung zeigt. Je nach Ausmaß des Knochenverlustes können Fremdknochenanteile angelagert oder im

Pfannenbereich auch Kombinationen gewählt werden. Bei großen Defekten führt man eine Knochenunterlagerung durch und schafft zusätzlich mit einer Metallstützschale Stabilität, um in diese dann wieder eine Pfanne zementieren zu können.

Im Oberschenkelbereich muss der neue Schaft tiefer reichen, also größer sein als der vorherige. Die Areale der Knochendefekte werden außerdem mit Ersatzknochen aufgefüllt. Im Extremfall kann sogar ein ganzer Oberschenkelknochen ersetzt werden (engl. total femur).

Typen der Kniegelenkprothesen

Die Palette an Kniegelenkprothesen ist in den letzten Jahren erweitert worden. Zu den seit Jahrzehnten gängigen Modellen sind einige Neuerungen hinzugekommen. Die Wahl des Knieprothesen-Typs richtet sich nach der Zerstörung der Gelenkflächen, der Bandführung sowie der Ausprägung der Gelenkfehlstellung.

Eine wichtige Innovation ist die »Zwischenscheibe«, die bei einem einseitigen Verschleiß zwischen Ober- und Unterschenkel eingelegt wird. Dazu wird lediglich der Meniskus entfernt, während die Gelenkflächen von Ober- und Unterschenkel unverändert belassen werden. Die Zwischenscheibe (ConforMIS-Knie-iPD-System) wird individuell nach einer kernspintomographischen Vermessung des Gelenks gearbeitet und kann auch ein mäßiggradiges X- oder O-Bein ausgleichen. Ein großer Vorteil liegt darin, dass der operative Eingriff kleiner ist als bei einer richtigen Knieprothesenoperation.

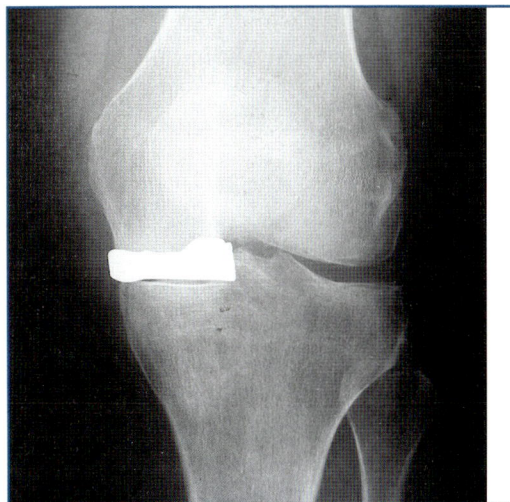
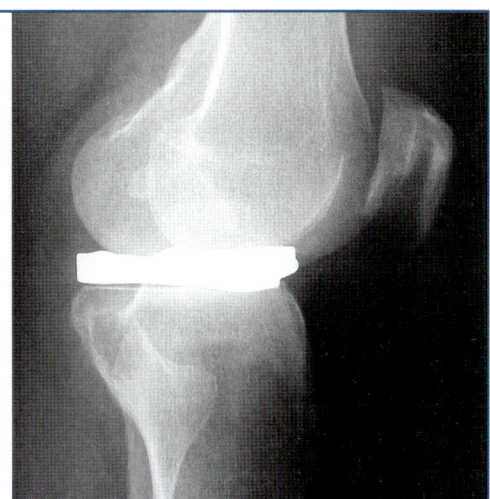

Zwischenscheibe, die nach individueller Anfertigung ohne Knochenoperation im Gelenkspalt positioniert ist.

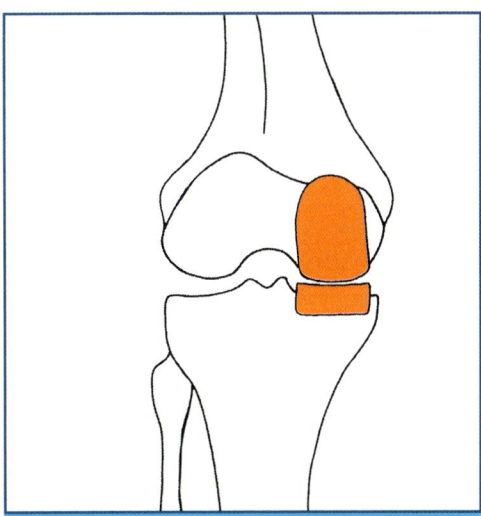

Schlittenprothese: Der Gelenkflä-chenersatz ist auf den einseitig betroffenen Kniegelenksbereich beschränkt.

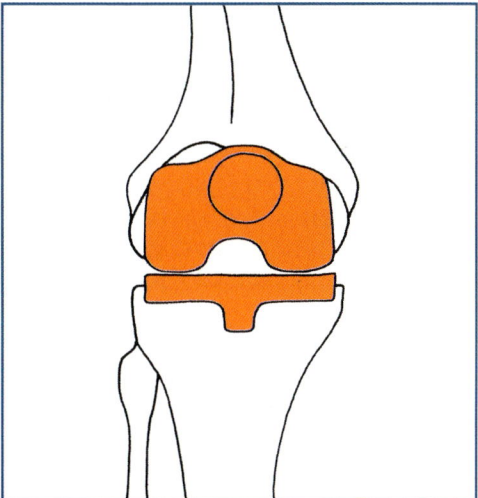

Vollprothese: Sämtliche Knorpelflä-chen des Gelenks an Schienbeinkopf und Oberschenkelrolle werden durch die Prothese ersetzt. Auch die Gelenkfläche der Kniescheibe kann erneuert werden.

Beim Kniegelenkersatz unterscheiden wir prinzipiell zwei Typen:

1.Teilprothese: Ein nur teilweiser Gelenkflächenersatz ist durch eine kleine Prothese (Kompartment- oder Schlittenprothese, siehe Abbildung Seite 55 links unten) an der Innen- oder Außenseite möglich. Die Bezeichnung Kompartment beschreibt die Region zwischen der inneren Oberschenkelrolle und dem inneren Anteil des Schienbeinkopfes oder die der äußeren Oberschenkelrolle und dem äußeren Anteil des Schienbeinkopfes. Bei einem einseitigen Verschleiß, z. B. durch eine Gelenkfehlstellung wie beim O- und X-Bein, ersetzt eine solche Prothese den verschlissenen Gelenkanteil. Voraussetzung ist, dass die übrigen Kniegelenkanteile einen ausreichenden Knorpelbelag haben und nicht für die Schmerzen verantwortlich sind.
Unikompartimentelle Prothesen (Teilprothesen) gibt es auch als Individualprothesen, die den Vorteil haben, dass die spezielle Gelenkkontur ganz exakt nachgebildet und somit die Gelenkmechanik und Bandführung ideal wieder eingerichtet wird. Der Ersatz der Knorpeloberfläche des betroffenen Kompartments erlaubt dann wieder eine ausreichende Funktion des Kniegelenks mit Bewegung und Belastung. Eine Teilprothese kann auch das Gleitlager der Kniescheibe am Oberschenkelknochen sein. Man spricht von Bikompartmentprothesen. Solche Kunstgelenke gibt es auch als Individualanfertigung.

2. Vollprothese: Ist das Kniegelenk nicht nur an einem Kompartment betroffen, sondern am inneren und äußeren Kniegelenkabschnitt oder auch an der Kniescheibe sowie an der korrespondierenden Oberschenkelgleitfläche, dann wird eine komplette Prothese (Kniegelenk-Totalendoprothese, siehe Abbildung Seite 57 links) erforderlich. Dieser Typ wird am häufigsten bei einer Arthrose des Kniegelenks verwendet. Der gesamte Schienbeinkopf und die Gelenkflächen der Oberschenkelrolle – einschließlich der Gleitfläche für die Kniescheibe – werden ersetzt. Dank der Weiterentwicklung der Implantate sind solche Totalprothesen als Gleitflächenersatz heutzutage möglich. Diese Prothesen sind so dünn, dass die Oberschenkelrollen quasi überkront werden. Je nach Befund und Notwendigkeit wird entweder die Kniescheibe von arthrotischen Knochenzacken befreit und neu modelliert oder die Kniescheibenoberfläche durch ein Implantat ersetzt. Wichtig ist stets die gute Zentrierung der Kniescheibe. Solche Gleitflächenprothesen können mit Ersatz des vorderen Kreuzbandes oder beider Kreuzbänder durchgeführt werden. Beide Implantate liefern gleich gute Ergebnisse. Welche Methode zum Einsatz kommt, wird in Abhängigkeit vom Befund während des Eingriffs entschieden.

Verglichen mit einer Voll- oder Totalprothese ist der Operationsumfang bei einer Teilprothese geringer.

Mitunter können die gerade Beinachse und die freie Beweglichkeit bei Kniegelenkprothesen nur durch komplizierte zusätzliche Eingriffe an der Kniegelenkkapsel, an Bändern, Sehnen und Muskeln

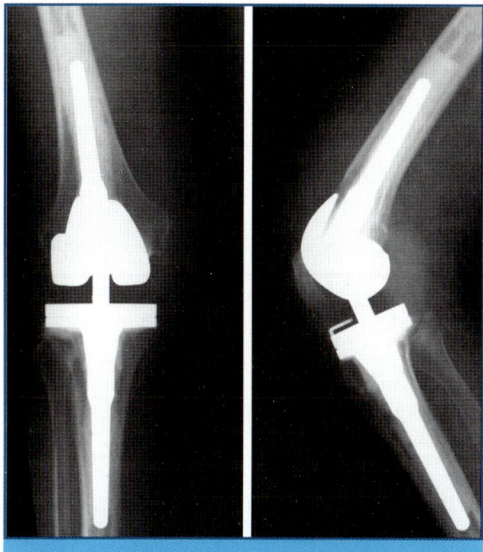

Gekoppelte Totalendoprothese mit Ersatz der Kreuzbänder und der Seitenbänder, linkes Bild Aufnahme von vorne, rechtes Bild Aufnahme von der Seite.

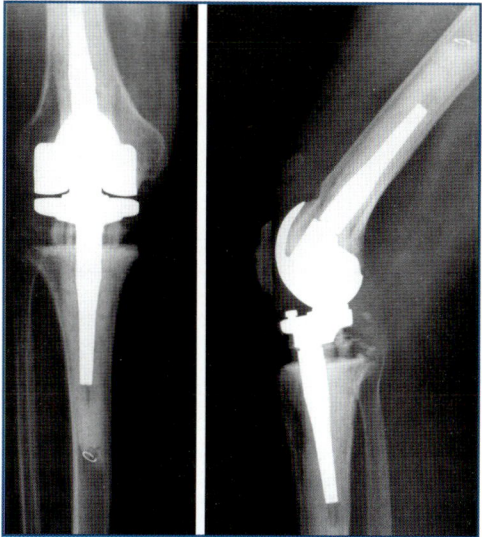

Implantat mit größeren Verankerungen im Oberschenkel- und Unterschenkelknochen, beispielsweise für Wechseloperationen. Das Bild zeigt einen Aufbau des Unterschenkelknochens.

sowie insgesamt an den Weichteilen erreicht werden. Bei ausgeprägten Fehlstellungen der Beinachse (O- oder X-Bein von etwa 20 Grad und mehr) oder bei unzureichendem seitlichen Bandhalt werden Prothesenmodelle mit einer inneren Stabilisierung, sogenannte gekoppelte Prothesen, verwendet.

Die heutigen Implantate erlauben nicht nur Streckung und Beugung des Kniegelenks (Scharnierbewegung), sondern ebenso die Rotation des Unterschenkels. Damit können sie den Bewegungsablauf gut nachahmen. Bei den früher üblichen Scharnierprothesen bestand stets das Problem, dass die mechanische Scharniervorrichtung wegen der zwangsläufigen Rota-

tionsbewegung eine verstärkte Abnutzung nach sich zog. Dies führte beispielsweise zu Metallpartikeln im Knie (Metallose). Außerdem konnten die zusätzlichen Rotationskräfte bei normaler Bewegung des Kniegelenks, für die diese Scharnierprothesen nicht konstruiert waren, zu Lockerungen führen.

Bei Implantatlockerungen werden stets Prothesen gewählt, die größere Anteile ersetzen oder auch Verankerungen im Ober- und Unterschenkelschaft haben. Selbst Prothesenlockerungen mit großem Knochenverlust können heute mit Wechselprothesen versorgt werden.

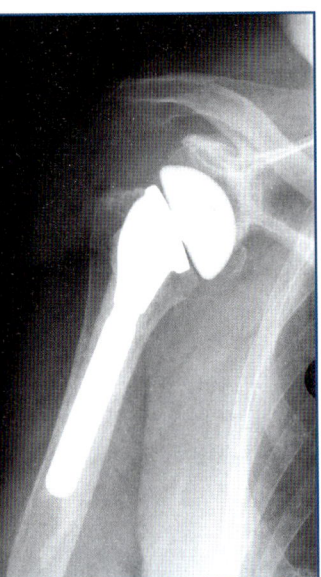

Übliche Oberarm-
schaftprothese mit
Stielverankerung

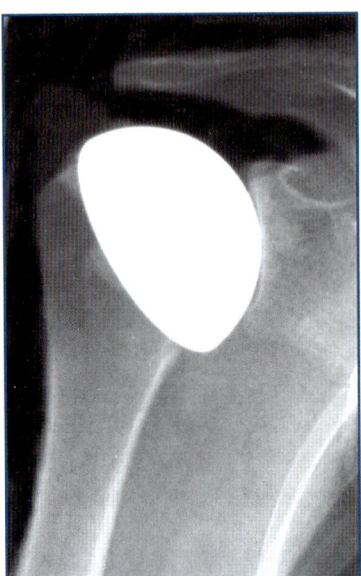

Oberflächenersatz (Cup)
des Oberarmkopfes

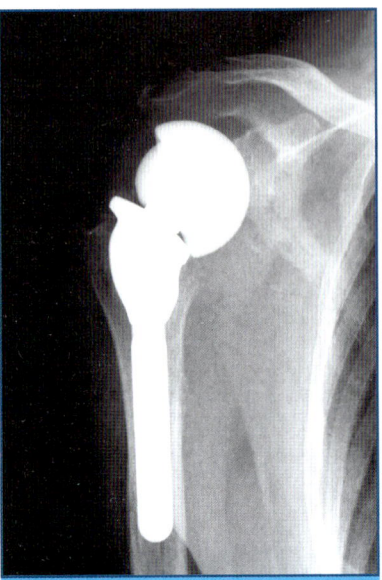

Modulare Oberarmkopfpro-
these mit größerem Kopf,
beispielsweise bei Verlust
der Sehnenansätze bei
rheumatischer Erkrankung

Typen der Schultergelenk-prothesen

Schulterprothesen kommen bei ausgepräg-
tem Verschleiß des Schultergelenks oder
nach komplizierten Gelenkbrüchen zum
Einsatz. Wenn beispielsweise nach einem
schweren, mehrteiligen Bruch des Oberarmkopfes die Gelenkkugel nicht mehr
gut rekonstruiert werden kann, wenn
nach der Versorgung eines Bruchs die
Kontur des Oberarmkopfes unregelmäßig
ist oder die Kontur wegen einer Durch-
blutungsstörung des Oberarmkopfes ein-
bricht, dann sorgt der Ersatz des Kopfes
wieder für eine regelrechte Kugel und
damit für ein funktionierendes Gelenk.

Von verschleißbedingten (arthrotischen)
Veränderungen des Schultergelenks können sowohl Oberarmkopf als auch Schulterpfanne betroffen sein und darüber hinaus sogar die Sehnenansätze. Auch bei
rheumatischen Erkrankungen kann es zu
Destruktionen mit Zerstörung der Sehnenansätze am Oberarm kommen. Bei
fortgeschrittener Arthrose oder langjähri-
ger Rheumaerkrankung ist die Beweglichkeit des Schultergelenks nicht nur aufgrund der Schmerzen beim Versuch der
Durchbewegung der unebenen Gelenkpartner eingeschränkt, sondern es fehlt die
Kraft der Muskeln, die über die Sehnen
am Oberarmkopf ansetzen, um die Bewegung durchzuführen.

Handelt es sich nur um eine reine Störung der Gelenkflächenkontur am Oberarmkopf und ist die Knochensubstanz noch in guter Qualität vorhanden, so wird ein »Cup« aufgebracht. Das ist eine Kappe, die lediglich die Gelenkoberfläche des Oberarmkopfes ersetzt.

Der am häufigsten verwendete Prothesentyp ist der Ersatz des gesamten Oberarmkopfes mit einer Stielverankerung im Oberarmschaft. In der Regel handelt es sich um modulare Systeme (mit austauschbaren Elementen), bei denen Schaft- und Kugelgröße unabhängig voneinander gewählt werden können. Auch die Stellung des Prothesenkopfes lässt sich jeweils in die erforderliche Position bringen, damit ein guter Kontakt mit der Schulterpfanne gewährleistet ist und das Schultergelenk mit ausreichender Stabilität rekonstruiert werden kann.

Die heute üblichen Kopfprothesen wirken ohne Pfanne und haben sich gut bewährt in puncto Schmerzfreiheit und Beweglichkeit.

Sind die Sehnenansätze zerstört und verliert der Oberarmkopf seinen eigentlichen Gelenkkontakt, weil er unter das Schulterdach rutscht, dann wird eine Prothese mit einem übermäßig großen Oberarmkopf gewählt. Dieser große Kopf stellt den Kontakt zur Schulterpfanne wieder her und bildet ein Gegenlager zum Schulterdach. Außerdem verlagert er den Drehpunkt des Oberarmkopfes zur Seite, wodurch der äußere Schulterhaubenmuskel eine bessere Kraftwirkung entfalten kann und die verloren gegangene Wirkung der Sehnenplatte teilweise ersetzt.

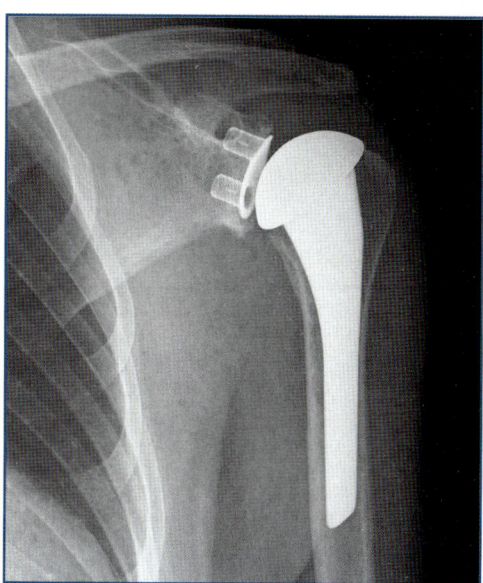

Schulterprothese mit Implantat in der Pfanne

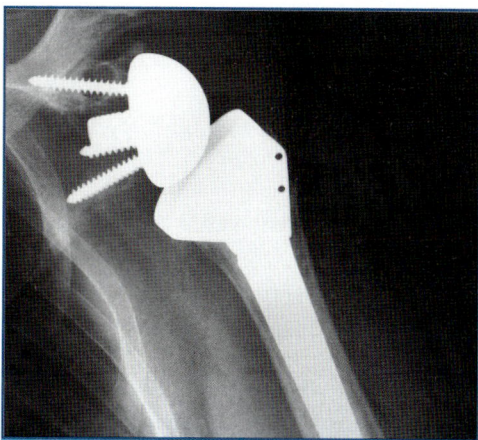

Inverse Schulterprothese: Die Positionen von Kopf und Pfanne sind bei dieser Prothese getauscht. Die Kugel des Kopfes ist bei der Prothese an der Pfanne angebracht und die Höhlung der Pfanne am Prothesenschaft.

Kaum noch gebräuchlich ist der Ersatz der Schulterpfanne. Sie hat bei den meisten Einstellungen des Oberarmkopfes keinen kraftschlüssigen Kontakt zur Gelenkkugel, sondern steht in der Regel unter Scherbeanspruchung. Dies sehen Mediziner als Gefahr für Lockerungen der künstlichen Schulterpfanne an. Eine Besonderheit ist die sogenannte inverse (umgekehrt konstruierte) Schulterprothese. Bei dieser wird an der knöchernen Schulterpfanne eine Kugel implantiert, und der Schaft besitzt anstelle des runden Kopfes eine gehöhlte Pfanne. Aus biomechanischer Sicht verlagert man das Drehzentrum der Schulter. Das hat den Vorteil, dass man nur auf einen Muskel zur Funktion der Prothese angewiesen ist, nämlich auf den Deltamuskel (Schulterhaube).

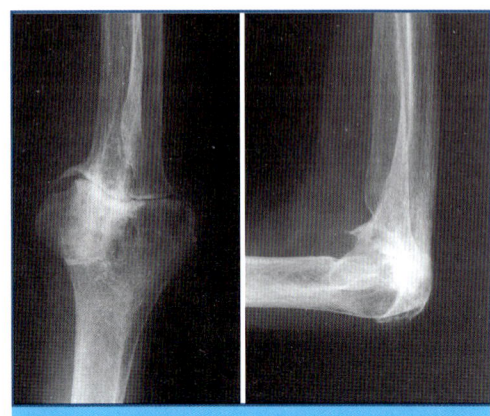

Arthrose des Ellbogengelenks

Typen der Ellbogenprothesen

Ellbogenprothesen werden am häufigsten bei rheumatischen Gelenkzerstörungen und nach Verletzungen mit gravierenden Funktionseinbußen an der Gelenkmechanik eingesetzt. Die Gelenkverbindung besteht zwischen Elle und Oberarmrolle. Das Speichenköpfchen ist grundsätzlich nicht in den Ellbogengelenkersatz einbezogen.
Wie beim Kniegelenkersatz unterscheiden wir auch hier zwei Typen:

1. Gekoppeltes Gelenk: Hier besteht eine Verankerung zwischen dem Unterarm- und dem Oberarmanteil. Dieser Gelenkersatz hat eine durch sich selbst bedingte innere Stabilität, ohne dass eine Bandführung des Gelenks erforderlich wäre.

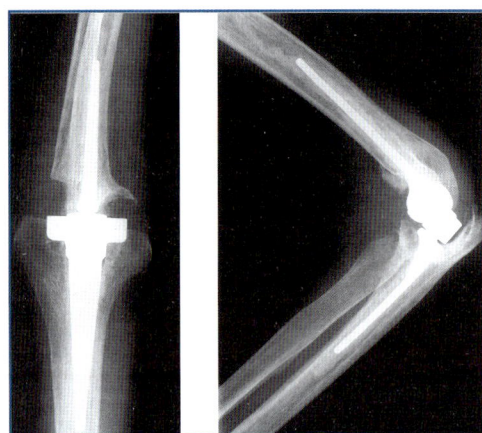

Ungekoppeltes Ellbogengelenk. Die beiden Prothesenteile werden durch den stabilen Bandapparat in Kontakt gehalten.

2. Ungekoppeltes Gelenk: Die beiden Prothesenteile laufen aufeinander, müssen aber durch einen stabilen Bandapparat in Kontakt gehalten werden. Anders als bei der gekoppelten Prothese sind hierfür stabile Bandverhältnisse des Gelenks eine wichtige Voraussetzung.

Die beiden Prothesenanteile werden in der Regel mit Zement fest in Oberarmknochen und Elle eingebracht.

Bei der Ellbogenprothetik legt man das Hauptaugenmerk darauf, eine ausreichende Beugung zu erzielen, so dass die Hand mühelos an den Kopf, insbesondere an den Mund geführt und zur Körperhygiene eingesetzt werden kann. Gewichtsbelastungen des Armes sind strengstens zu vermeiden!

Halten Sie sich einmal vor Augen, dass Ober- und Unterarm lange Hebel sind und daher große Kräfte auf die Ellbogenprothese wirken, wenn mit der Hand Gewichte gefasst werden oder wenn die Hand mit großer Kraft bewegt oder der Arm gedreht wird. Um die Funktion der Prothese möglichst lange gut zu gewährleisten, stellt das Gewicht einer Kaffeetasse die obere Belastungsgrenze dar.

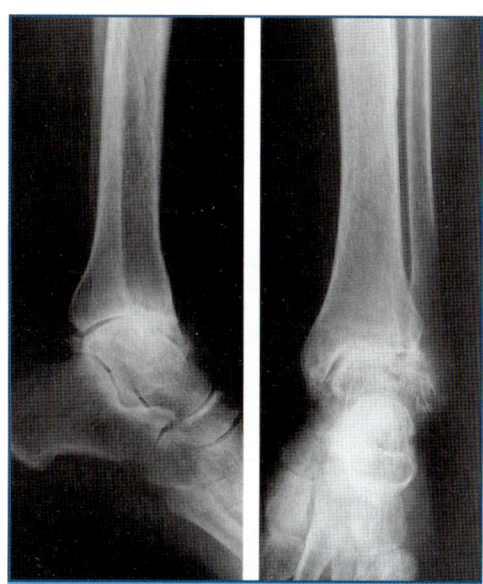

Arthrotisch zerstörtes oberes Sprunggelenk im Röntgenbild

Typen der Sprunggelenkprothesen

Wenn man von Sprunggelenkprothesen spricht, ist der bewegliche Ersatz des oberen Sprunggelenks gemeint. Hierfür verwendet man Prothesen, die jeweils feste Anteile an der Sprungbein- und der Schienbeingelenkfläche haben. Zwischen diesen beiden Prothesenteilen ist ein Anteil aus einem speziellen Kunststoffmaterial beweglich gelagert. Voraussetzung für eine Prothese des oberen Sprunggelenks ist, dass die Knochensubstanz an Unterschenkel und Sprungbein ausrei-

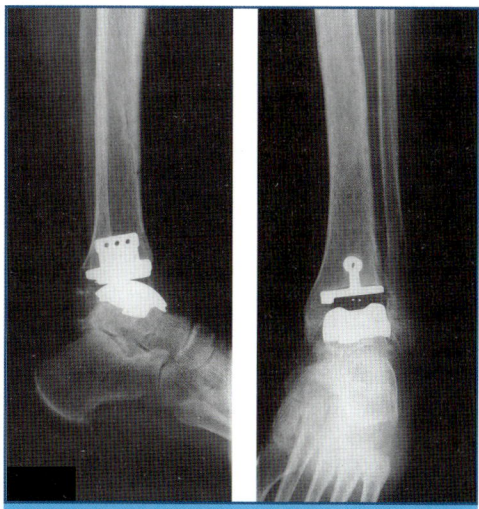

Prothese des oberen Sprunggelenks im Röntgenbild, Aufnahme von der Seite (links) und Aufnahme von vorne (rechts).

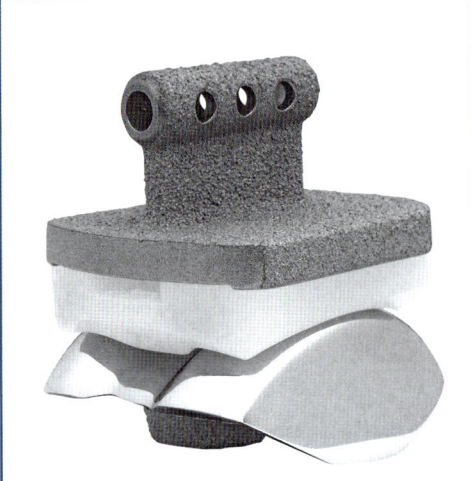

auch vom zu ersetzenden Gelenk sowie
vom Prothesenmodell ab. So werden die
heute gebräuchlichen Implantate für das
obere Sprunggelenk zementfrei implantiert, während im Bereich von Schulter-
und Ellbogengelenk zementierte Prothesen eine Vorrangstellung haben.

Bei allen Implantaten, die unter Scherbeanspruchung belastet werden, bietet Zement
die Gewähr, dass eine sichere Verankerung
vorliegt, während bei zementfreier Technik
die Einheilung des neuen Gelenks unter
Scherbelastung erschwert ist.

Die zementierte Prothesentechnik hat den
Vorteil, dass ein künstliches Gelenk auch
bei ungünstiger Knochenstruktur mit Zerstörungen oder osteoporotischen Aushöh-
lungen des Knochens mühelos stabil verankert werden kann. Der Zement verteilt
sich zwischen der belastungsfähigen Knochenstruktur und der Prothese, so dass er
Formunterschiede ausgleicht.

Die Prothese ist unmittelbar nach dem
Aushärten des Zements fest, und der
Patient kann sein neues Gelenk sofort voll
belasten. Im Bereich von Hüft- und Kniegelenk ist dies vor allem dann wichtig,

chend gut ist, um genügend Tragfähigkeit
für den Gelenkflächenersatz zu bieten.
Die Beweglichkeit ist so ausgelegt, dass die
Fußhebung und -senkung für das normale
Gehen und Treppensteigen ohne Ein-
schränkung möglich ist.

Nicht immer sinnvoll: Zement

Für die Verankerung von Gelenkprothe-
sen gibt es zwei unterschiedliche Metho-
den: Man kann die Prothesen entweder
mit Hilfe von Knochenzement einsetzen
oder direkt im Knochen verklemmen.
Welche Technik gewählt wird, hängt
sowohl von der Qualität des Knochens als

wenn eine Gangunsicherheit besteht oder wenn das betreffende Bein wegen anderer Erkrankungen, z. B. an den Armen, nicht sicher mit Gehstützen entlastet werden kann.

Grundsätzlich werden auch bei zementierten Hüft- und Kniegelenkprothesen vorübergehend zwei Gehstützen verordnet, damit der Wundschmerz beim Auftreten vermindert und die Heilung verbessert wird. Außerdem muss man berücksichtigen, dass die arthrotischen Gelenke vorher schmerzhaft in der Bewegung eingeschränkt waren, so dass auch die Muskeln im Lauf der Zeit schwächer geworden sind. Mit zwei Gehstützen kann der Patient das Gehen besser trainieren, um langsam wieder die erforderliche Kraft und Beweglichkeit zu entwickeln.

Verankerung ohne Zement

Wird eine Prothese zementfrei direkt auf den Knochen gesetzt, so geschieht dies in der Absicht, dass der Knochen mit der Prothese eine feste Einheit bildet. Dazu muss der Knochen an die Prothese heranwachsen. Diese wird also zunächst fest eingebracht (Primärstabilität), und dann wird sie durch das Heranwachsen des Knochens fest integriert (Sekundärstabilität). Bei zementfreien Prothesen ist nach der Operation eine sechswöchige Schonungsphase notwendig, während der zunächst die Heilung der Weichteile (z. B. der Muskulatur) stattfindet und schließlich – ähnlich wie bei einem Knochenbruch – der Knochen die Prothese zusehends integriert.

Besonders wichtig: die Nachbehandlung

Sie verläuft unterschiedlich, je nachdem, um welches Gelenk es geht, welche Veränderungen vorlagen und welcher Eingriff vorgenommen wurde. Ziel der Nachbehandlung ist selbstverständlich immer die bestmögliche Wiederherstellung der Gelenkfunktion innerhalb kurzer Zeit. Der Heilungsverlauf sowie der Fortschritt der Funktionsbesserung sind natürlich sehr individuell.

Es ist nicht möglich, allgemein gültige Angaben zur Genesung zu machen; diese ist von Patient zu Patient unterschiedlich und hängt von mehreren Faktoren ab.

Der Operateur selbst kann am besten abschätzen, wie der Heilungsverlauf in etwa sein wird, und zwar anhand seiner Beurteilung der Knochenverhältnisse, der operativen Maßnahme sowie der Stabilität oder auch des Reizzustandes des Gelenks. Er macht die Vorgabe, wie das Gelenk belastet und bewegt werden darf. Diese wird dann vom weiterbehandelnden Arzt dem konkreten Genesungsverlauf entsprechend angepasst.

Drainage zur Vorbeugung von Schwellungen

Drainagen werden immer dann verwendet, wenn man annimmt, dass aus dem Operationsbereich Flüssigkeit und Blut abgeleitet werden müssen, damit keine übermäßige Schwellung entsteht. Bei Arthroskopien wird die Drainage in das Gelenk gelegt. Insbesondere bei Eingriffen im Bereich der Gelenkschleimhaut oder auch bei der Entfernung eines Schleimbeutels (z. B. an der Schulter) muss mit Blutungen gerechnet werden. Bei Hüft- und Kniegelenkprothesen wird in der Regel neben einer Drainage im Gelenk noch eine zweite Drainage außerhalb des Gelenks in die Weichteile eingebracht.

Wenn die Drainagen dann nach einiger Zeit nur noch wenig Blut und Gewebsflüssigkeit ansaugen, werden sie entfernt. Bei stationären Eingriffen ist das in der Regel am ersten oder zweiten Tag nach der Operation der Fall. Bei großen Eingriffen kann sich noch nach Entfernen der Drainage Blut und Flüssigkeit aus dem Drainagekanal entleeren. Dann wird ein Saugverband oder ein Kompressionsverband angelegt. Bei ambulanten Eingriffen zieht der Arzt die Drainage wenn möglich noch bevor der Patient nach Hause geht.

Verband zum Schutz der Wunde

Der Verband hat die Aufgabe, die Wunde vor äußerer Verschmutzung zu bewahren sowie Blut und Flüssigkeit aufzusaugen. Im Operationssaal wird oft ein großer Verband mit Kompressen angelegt. Beim ersten Verbandwechsel werden dann – je nach Erfordernis – noch einmal Kompressen verwendet oder Pflaster aufgeklebt. Der Verband darf auf keinen Fall feucht werden. Nach einer Gelenkoperation dürfen Sie also nicht duschen oder womöglich auf andere Weise Wasser an den Verband

kommen lassen. Denn dies birgt die Gefahr, dass mit der Flüssigkeit von außen Keime an die Wunde gelangen. Ebenso aufpassen müssen Sie, wenn der Verband von der Wunde her durchfeuchtet wird, also Blut oder Flüssigkeit nach außen kommen. Dann muss der Verband gewechselt werden.

Damit ein Verband nicht schnürt, wird das betroffene Bein oder der Arm bei Bedarf vom Fuß oder von der Hand aus bis über den Bereich des operierten Gelenks gewickelt. Insbesondere nach der Operation ist es wichtig, dass ein solcher gewickelter Verband nicht zu fest ist. Er darf nicht drücken. Die Beweglichkeit und die Durchblutung am Fuß bzw. an der Hand sollen nicht beeinträchtigt sein. Im Verlauf der Heilungsphase kann sogar nach einigen Tagen noch einmal Flüssigkeit oder Blut aus der Wunde austreten. Das kommt vor allem bei größeren Wunden, etwa nach einer umfangreichen Schleimhautoperation oder bei vermehrtem Gewebswasser, vor. In einem solchen Fall ist ein noch umfangreicherer Verband erforderlich.

Fäden oder Klammern zur Sicherheit

Die eröffnete Stelle der Haut wird am Ende des Eingriffs mit Fäden oder Klammern wieder geschlossen. Dadurch werden die Wundränder fest miteinander verbunden. Dies ist die Voraussetzung für die Wundheilung. Je nach Bereich, der operiert wurde, verbleiben die Fäden oder Klammern zehn bis 14 Tage in der Haut.

Bei Wunden, die vermehrt Sekret absondern, lässt man die Fäden bzw. Klammern gerne länger, um sicherzustellen, dass die Wundränder gut zusammenheilen. Auf keinen Fall dürfen die Fäden zu früh gezogen werden, sonst klaffen die Wundränder, und es kann zur Infektion kommen.

Erste Bewegungen unter Führung

Welche Bewegungen des operierten Gelenks selbsttätig und unter Führung möglich sind, legt ebenfalls der Operateur fest. Unter Umständen benötigen die Muskeln und Sehnen nach einer offenen Operation oder innere Wunden nach einer Arthroskopie mehrere, teilweise bis zu sechs Wochen Zeit, um vollständig zu verheilen. Die Dauer der Heilung ist davon abhängig, wie empfindlich bzw. stoffwechselaktiv die verschiedenen Strukturen sind. Entsprechend schnell oder auch langsam schreitet die Heilung voran. So muss man für Sehnen immer sechs Wochen rechnen, bis eine Belastung durch die Kraft der Muskeln wieder möglich ist. In manchen Fällen kann das Bewegungsausmaß durch passive Übungen trainiert und verbessert werden, auch wenn der Patient die Muskeln noch nicht maximal anspannen darf. Hier kommen spezielle Schienen mit Motor zum Einsatz, die in ihrem Bewegungsausmaß nach Winkelgraden eingestellt werden können.

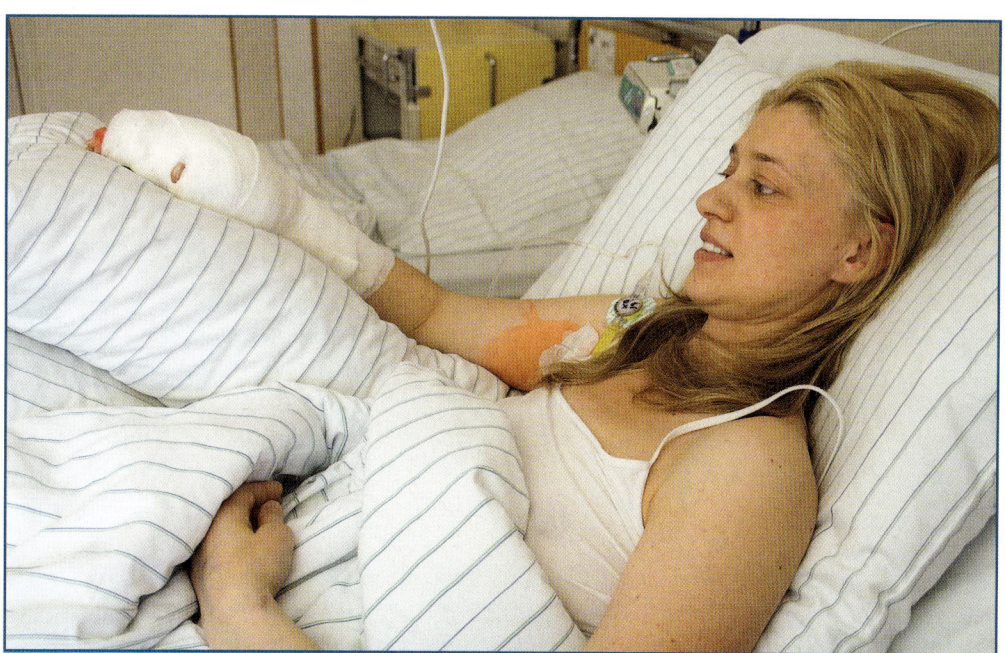

Hochlagerung der Hand, damit ein Abfluss der Schwellung zum tiefer liegenden Ellbogen und zur Schulter möglich ist.

Die richtige Lagerung

Der Operateur gibt nach dem Eingriff auch die fachgerechte Lagerung vor. Generell gilt, dass das operierte Gelenk hochgelegt werden soll, damit angestaute Flüssigkeit »abfließt« und es gar nicht erst zu einer Schwellung kommt. Auch Wasser kann schließlich nur den Berg herabfließen. Deswegen wird beispielsweise die Hand nach der Operation auf einem Kissen oder auf einer Schiene hochgelagert. Nach Eingriffen am Fuß oder am Knie wird das Bein ebenfalls so positioniert, dass die Flüssigkeit zurückfließt. Je nach Operation verändert man die Lagerung in den Folgetagen. Generell machen Sie nichts falsch, wenn Sie das operierte Gelenk hochlagern.

Ein Beispiel für eine Endstellung ist die Lagerung des Kniegelenks nach einer Prothesenimplantation. Aufgrund der Arthrose kann das Kniegelenk vor der Operation oft nicht mehr durchgestreckt werden. Mit Einsetzen der Knieprothese achtet man nun genau darauf, dass die Streckung wieder ganz erreicht wird. Sie ist vor allem für das Gehen und Stehen bedeutsam. Nur bei vollkommen durchgedrücktem Kniegelenk wird der vordere Oberschenkelmuskel mit der Kniescheibe nicht auf das korrespondierende Oberschenkelgleitlager gepresst.

Passt man unmittelbar nach einer Prothesenoperation also nicht auf, dass das Kniegelenk sofort gestreckt gelagert wird, so besteht die Gefahr, dass es in einer Beugestellung verbleibt; dadurch kommt es zu einer konstanten Druckbelastung unter der Kniescheibe.

Auch nach dem Einsetzen einer künstlichen Hüfte wird das Bein auf bestimmte Weise gelagert. Der Operateur prüft während des Eingriffs die Bewegung zwischen Prothesenkopf und -pfanne. Das operierte Bein wird in der Regel leicht abgespreizt und in einer rotationssichernden Schiene gelagert. Bei einem seitlichen oder vorderen Schnitt soll sich der Patient im Bett nicht zur Gegenseite drehen. Deswegen werden der Nachttisch und alle zu erreichenden Utensilien auf die Seite der operierten Hüfte platziert.

Bei einem hinteren Schnitt soll er sich nicht zur Seite der operierten Hüfte drehen. In diesem Fall werden alle notwendigen Dinge auf der Gegenseite platziert.

Haben Sie ein neues Hüftgelenk bekommen, so ist es wichtig, dass Sie es beim Sitzen nicht über 90 Grad beugen. Während der ersten Wochen müssen Sie immer auf einem hohen Stuhl sitzen, mit aufgerichtetem, geradem, nicht nach vorne geneigtem Becken. Außerdem dürfen Sie die Beine nicht übereinanderschlagen. Wenn die

INFO

WARNZEICHEN NACH EINEM CHIRURGISCHEN EINGRIFF

- Pochendes oder klopfendes Gefühl im Operationsbereich
- Zunehmende Bewegungseinschränkungen und starke Schmerzen
- Ausgeprägte Schwellungen
- Flüssigkeitsabsonderungen aus der Wunde
- Rötung und Überwärmung

Beine nämlich über die Mittellinie des Körpers angesprochen werden, besteht die Gefahr der Ausrenkung des Hüftgelenks. Zu einer normal verlaufenden Heilung und guten Wiederherstellung der Funktion müssen Sie aktiv beitragen. Es bringt Sie nicht weiter, wenn Sie nur im Bett liegen und abwarten.

Vorsichtsmaßnahmen bei Schmerzen

Während des Heilungsverlaufes nehmen die Schmerzen normalerweise ständig ab. Bei einer größeren Operation wie einer Prothesenimplantation oder einem Prothesenwechsel bekommen Sie in der Regel über längere Zeit Medikamente gegen die Schmerzen und die Schwellung. Kehren die Schmerzen jedoch verstärkt zurück, müssen diese unbedingt ärztlich abgeklärt werden – es sei denn, die Beschwerden rühren von einem Muskelkater durch das Training her. Als unerwünschte Nachwirkung kann es außerdem zu einer Thrombose (Blutgerinnsel) kommen. Sie tritt manchmal trotz der üblichen Schutzmaßnahmen wie Blutverdünnung mit Heparin oder Stützstrümpfe auf. Wenn Sie also das Gefühl haben, irgendetwas sei nicht in Ordnung, sollten Sie kein Risiko eingehen und vorsichtshalber den Arzt aufsuchen.

Richtige Anwendung von Gehstützen

Gehstützen dienen der Entlastung eines Beins oder auch beider Beine. Sie sind eine wertvolle Hilfe nach Operationen, bei-

spielsweise um das obere Sprunggelenk, das Knie- oder Hüftgelenk zu schonen. Die Teilbelastung mit Gehhilfen dient auch dazu, dass das Gewebe besser heilt und die Schwellung gut zurückgeht. Wie lange Sie die Gehstützen benutzen sollen, sagt Ihnen Ihr Operateur.

Normalerweise trainieren Sie den Gebrauch der Gehhilfen im Beisein eines Krankengymnasten. Er übt mit Ihnen auch die erlaubte Teilbelastung. Wie wenig Druck zehn oder 20 Kilogramm unter der Fußsohle tatsächlich sind, können Sie selbst ausprobieren, indem Sie sich mit einem Fuß mit der gewünschten Gewichtsbelastung auf Ihre Badezimmerwaage und mit dem anderen Fuß in gleicher Höhe neben die Waage, beispielsweise auf ein Buch stellen.

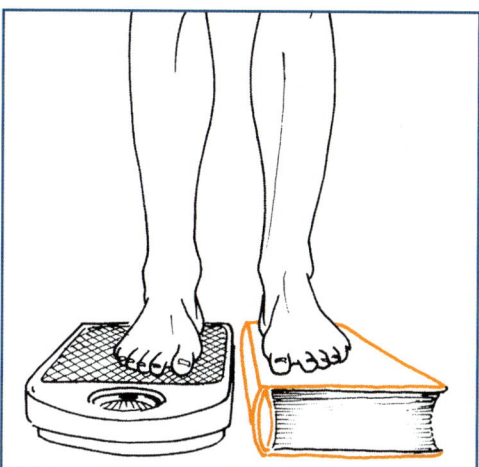

Gewichtstestung auf der Badezimmerwaage: Um die Gewichtsdosierung zu erproben, soll der erlaubte Auftrittsdruck mit einer Badezimmerwaage getestet werden. Der andere Fuß muss auf gleicher Höhe wie die Waage stehen.

Lassen Sie die Höheneinstellung der Gehhilfen kontrollieren, damit Sie sich kraftvoll und sicher mit den Armen abstützen können (siehe Abbildung links).

Für eine deutliche Gewichtsreduktion beim Laufen setzen Sie beide Gehstützen gleichzeitig mit dem Bein auf, das entlastet werden soll (siehe Abbildung rechts). Sie verlagern also Ihr Körpergewicht über die Arme auf die Gehstützen, so dass das operierte Bein dosiert, mit nur wenig Druck, belastet wird. Nur so gelingt es, den Fuß weitgehend zu entlasten und ihn mit geringem Gewicht – wie auf der Badezimmerwaage trainiert – abzurollen. Wenn nötig, kann das Bein dank dieser Technik bei der Fortbewegung mit Gehstützen sogar völlig ohne Gewichtsbelas-

tung bleiben. Es schwebt also quasi in der Luft, ohne dass der Fuß Bodenkontakt hat. Dies ist allerdings eine extreme Position, die auch nach einer Prothesenimplantation an Hüft-, Knie- und Sprunggelenk nicht üblich ist. Wenn die Fußsohle mit Bodenkontakt abgerollt wird, ist dies außerdem für den Blutrückfluss günstig. Die Muskelanspannung wirkt mit ihrem Pumpmechanismus einer Thrombose entgegen.

Dürfen Sie das Bein mit dem halben Körpergewicht oder mehr belasten, so können Sie mit nur einer Gehstütze laufen (siehe Abbildung Seite 69 oben links). Diese verwenden Sie dann auf der Seite des gesunden Beins.

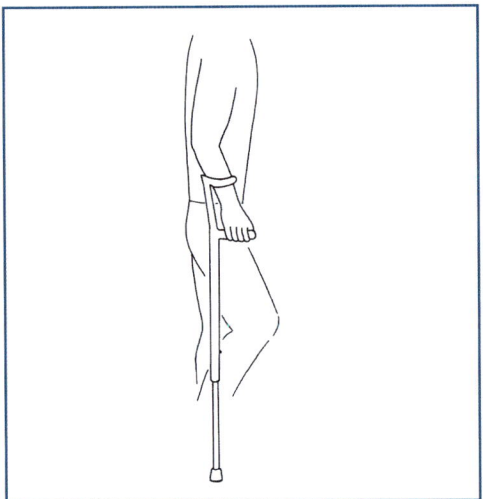

Gehstützen-Einstellung: Die Höhe der Gehstütze muss so gewählt werden, dass der Arm im Ellbogen leicht gebeugt ist. Damit ist nicht nur die beste Kraftwirkung, sondern auch die größte Sicherheit gegeben.

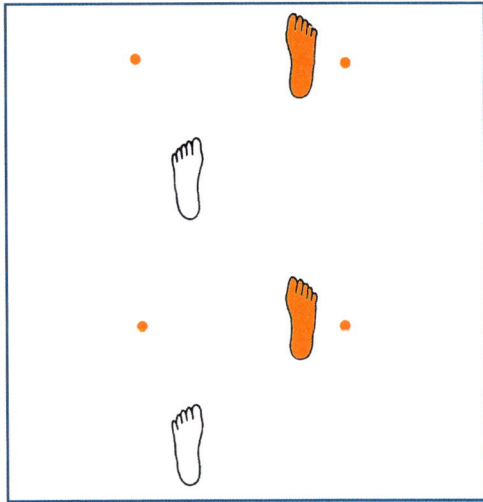

Entlastung eines Beines mit zwei Gehstützen: Beide Gehstützen werden gleichzeitig mit dem betroffenen Bein eingesetzt.

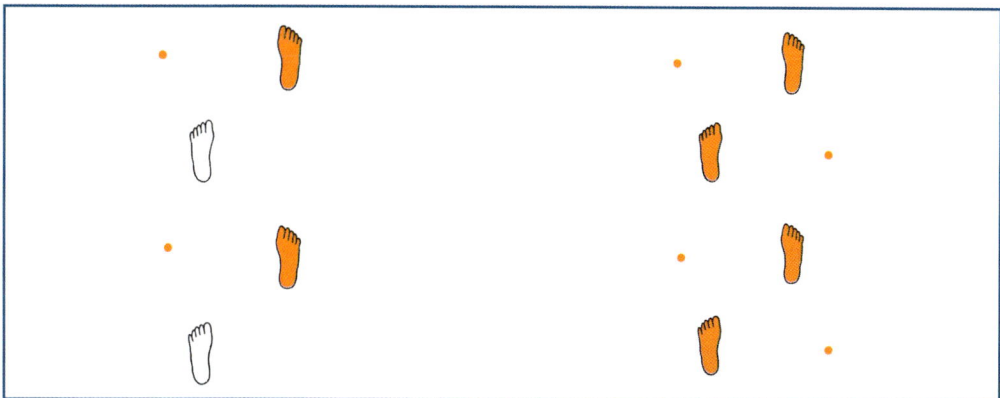

Links: Gehen mit nur einer Gehstütze. Damit das Körpergewicht auf die Gehstütze verlagert werden kann und nicht das betroffene Bein belastet ist, muss die Gehstütze auf der Seite des gesunden Beines geführt werden. Sie wird gleichzeitig mit dem betroffenen Bein aufgesetzt, und das Körpergewicht wird auf die Gehstütze gelehnt, während das gesunde Bein ohne Bodenkontakt ist. Die Gehstütze auf der Seite des betroffenen Beines zu führen ist falsch!
Rechts: Vierfüßlergang; sollen beide Beine weniger belastet werden, so muss die Gehstütze jeweils auf der Gegenseite eingesetzt werden. Das Gewicht wird auf die Gehstützen verlagert.

Sie wird also gleichzeitig mit dem operierten, zu entlastenden Bein aufgesetzt. Anstatt Ihr Körpergewicht auf Ihr Bein zu verlagern, stützen Sie sich auf die Gehhilfe. Sie dürfen sie auf keinen Fall auf der Seite des betroffenen Beins benutzen, wenn Sie nur eine einsetzen! Damit würden Sie das operierte Bein nämlich zu stark belasten.

Sollen beide Beine teilweise entlastet werden, so setzen Sie die Gehstützen nicht mehr gleichzeitig mit einem Bein auf, sondern wechselseitig im sogenannten Vierfüßlergang (siehe Abbildung rechts). Er stellt die einzige Möglichkeit zur Entlastung beider Beine dar. Sie setzen dafür die Gehhilfe jeweils auf der Gegenseite ein

und verlagern Ihr Körpergewicht auf die Gehstütze, während das Bein mit weniger Gewicht aufgesetzt wird. Der wechselseitige Stockeinsatz des Vierfüßlerganges ist in der Koordination zwar schwierig, jedoch von jedem erlernbar. Sie müssen – zumindest am Anfang – die Arm- und Beinbewegungen sehr konzentriert durchführen und die Gewichtsverlagerung auf die Gehstütze gut üben.
Das Treppensteigen mit Gehstützen trainieren die Patienten im Krankenhaus oder in der Reha-Klinik gemeinsam mit dem Krankengymnasten, um den Bewegungsablauf korrekt auszuführen und Sicherheit zu bekommen.
Beim Treppaufgehen bewegen Sie das gesunde Bein zuerst auf die höherer Trep-

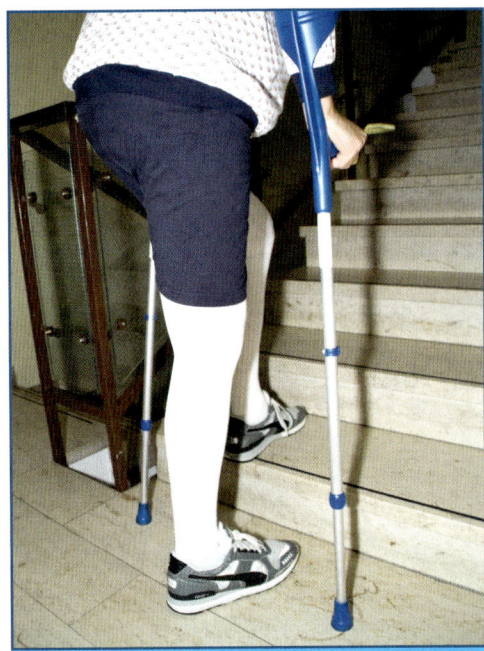

Treppaufgehen: Das betroffene Bein steht auf der unteren Stufe während man sich mit beiden Gehstützen sicher abstützt. Das gesunde Bein wird auf die nächsthöhere Stufe gehoben. Kraftvolles Aufstützen auf das gesunde Bein und Nachziehen des betroffenen Beines.

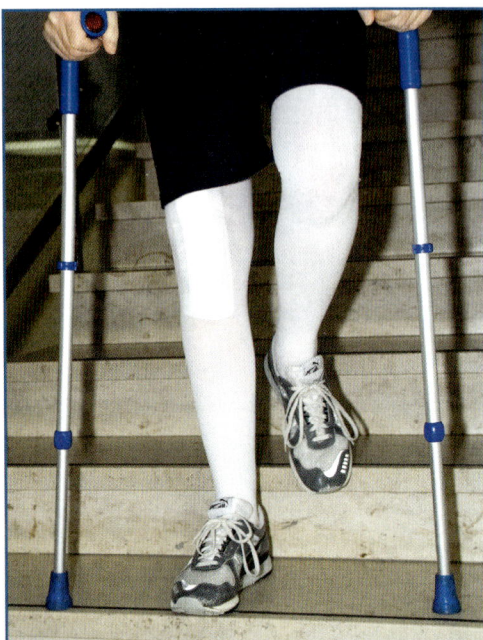

Treppabgehen: Die Gehstützen und das betroffene Bein werden zuerst auf die untere Stufe gestellt. Wenn das Körpergewicht sicher mit den Gehstützen abgestützt ist, wird das gesunde Bein auf dieser Stufe nachbewegt.

penstufe, während Sie sich am Treppengeländer und auf der Gehstütze mit dem operierten Bein auf der unteren Stufe abstützen. Dann stemmen Sie das Körpergewicht mit dem gesunden Bein nach oben und ziehen das operierte Bein nach. Falls kein Treppengeländer vorhanden ist und Sie mit zwei Gehstützen laufen, gilt Analoges. Das operierte Bein verbleibt bei der Abstützung mit beiden Gehhilfen auf der unteren Stufe, während Sie das gesunde Bein auf die höhere Stufe setzen und

dann das Körpergewicht mit dem gesunden Bein nach oben stemmen, so dass Sie das betroffene Bein nachziehen und schließlich beistellen.

Beim Treppabgehen stellen Sie die Gehstützen und das betroffene Bein voran. Sie stützen sich also nach unten mit den Gehhilfen ab und ziehen das gesunde Bein nach. Ist ein Geländer vorhanden, halten Sie sich mit einer Hand dort fest, mit der anderen an der Gehstütze. Zu Beginn mutet das alles wahrscheinlich recht kom-

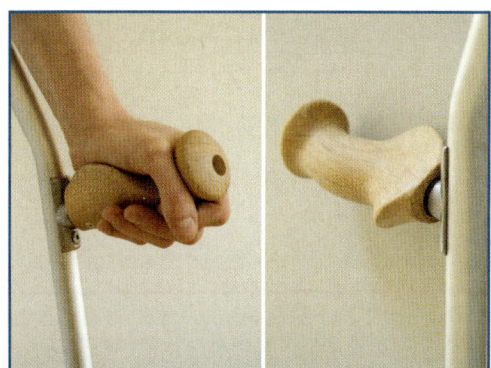

Anatomischer Handgriff: Die spezielle Formung ermöglicht ein besseres Abstützen auf den Gehstützen, vor allem für Rheumatiker.

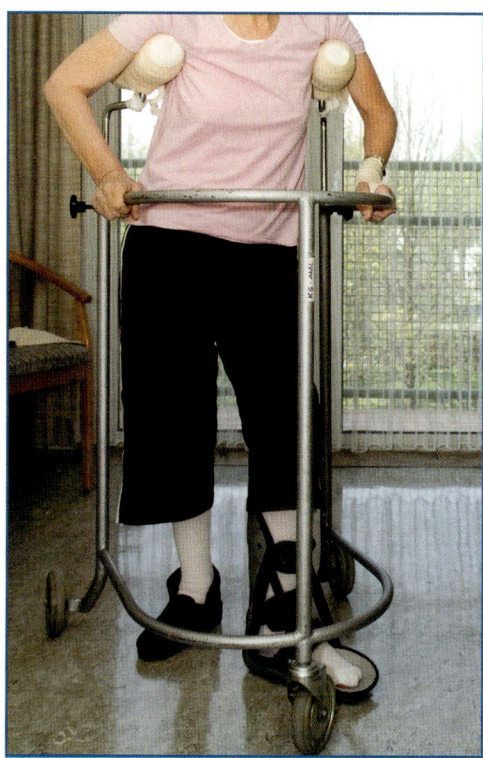

Gehwägelchen: Die Patientin ist mit dem Körpergewicht auf den Achselstützen des Gehwägelchens abgestützt. Vorwärts schiebende Schrittbewegungen der Beine.

pliziert an, jedoch wird im Lauf der Zeit auch das Treppengehen für Sie zur Routine werden.

Merksatz: Das gesunde Bein geht treppauf voran, das kranke geht treppab zuerst.

Falls es Mühe macht, die Handgriffe der Gehhilfen zu umfassen oder sich auf den runden Griffen abzustützen, so gibt es anatomisch geformte Handgriffe, die besonders Rheumatikern eine große Hilfe sind, um die Gehstützen besser fassen zu können.

Alternative Gehhilfen

In Deutschland stellen Unterarmgehstützen die gängige Versorgung dar. In Nordamerika hingegen verwendet man fast ausschließlich Achselstützen. Allerdings können damit die in den Achseln verlaufenden Nerven gedrückt werden. Mit Achselstützen beansprucht man die Armgelenke, besonders die Ellbogen- und Handgelenke, weniger. Das Körpergewicht wird über die Achseln auf die Stützen gebracht. Die Hände dienen vor allem dazu, die Gehhilfen nach vorne zu setzen. Hinsichtlich der Koordination des Bewegungsablaufes besteht kein Unterschied zwischen Unterarm- und Achselstützen. Falls Sie mit Gehstützen nicht zurechtkommen, beispielsweise bei Koordinati-

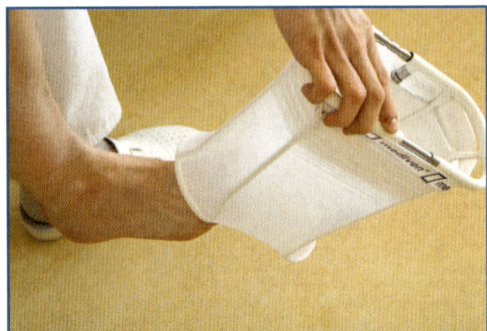

Strumpfanzieher: Leichtes Anziehen von Strümpfen ohne größere Beugung im Knie- und Hüftgelenk.

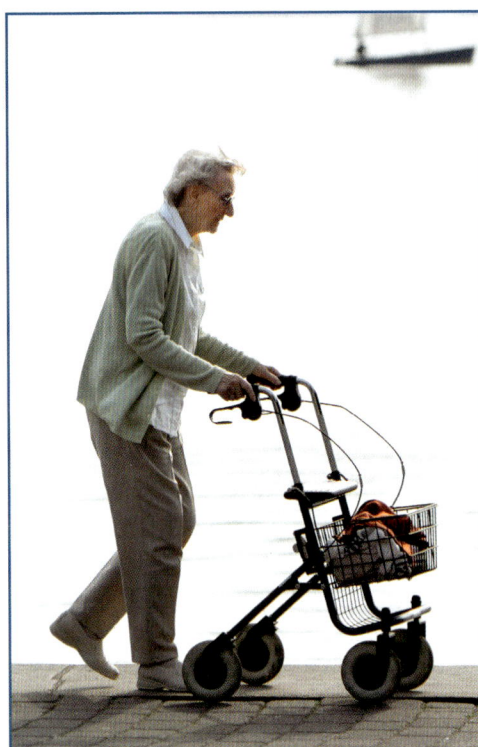

Rollator: Über die Handgriffe wird der Körper abgestützt und hat zusätzlich seitlichen Halt. Die Sitzfläche ermöglicht, dass sich der Nutzer jederzeit setzen kann.

Schwanken. Das Steuern des Gehwagens mit beiden Händen gibt zusätzlich Halt. Ein Rollator mit Sitzfläche hat außerdem den Vorteil, dass Sie darauf Platz nehmen und sich ein wenig erholen können.

Spezielle Hilfen im Alltag

Gerade in der ersten Zeit nach einer orthopädischen Operation sollten Sie Hilfsmittel nutzen, die Ihnen den Alltag erleichtern. Wenn Sie sich nicht bücken dürfen oder können, sorgen ein Greifer oder eine verlängerte Hand dafür, dass Sie trotzdem in der Lage sind, einen Gegenstand vom Boden aufzuheben. Bei eingeschränkter Beweglichkeit, insbesondere im Knie- und Hüftgelenk, schenkt Ihnen ein Strumpfanzieher Unabhängigkeit. Eine Toilettensitzerhöhung reduziert die notwendige Beugung im Knie- und Hüftgelenk. Vor allem in den ersten Wochen nach Hüftgelenksoperationen ist ein solches orthopädisches Hilfsmittel wichtig, um ein mögliches Ausrenken des künstli-

onsproblemen, kann ein Gehgestell mit Rollen helfen. Sie stützen sich mit Ihrem Körpergewicht konstant auf die Achselstützen der fahrbaren Gehhilfe auf und schieben diese durch die Schrittbewegung der Beine vorwärts.
Auch die Verwendung eines Rollators dient der zusätzlichen Sicherheit, wenn die Koordination gestört ist. Ein sicheres Abstützen ist über den Rollator allerdings nicht gewährleistet. Er hilft jedoch bei Gehunsicherheiten mit Neigung zum

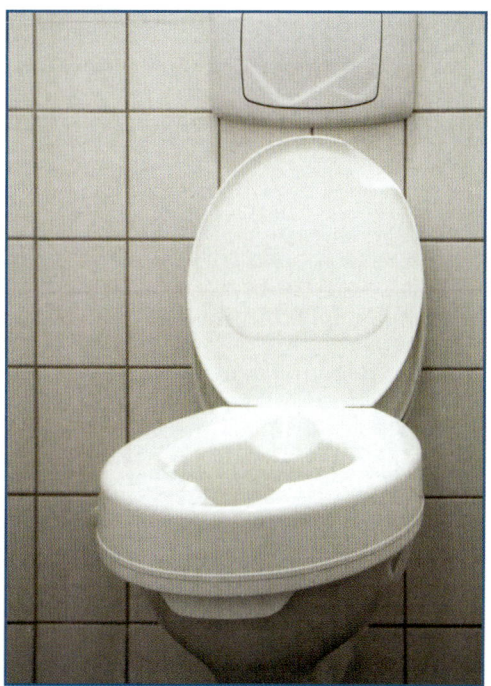

Toilettensitzerhöhung: Die Erhöhung des Sitzes auf der Toilette reduziert die nötige Beugung im Knie- und Hüftgelenk und vermeidet dadurch ungünstige Bewegungen.

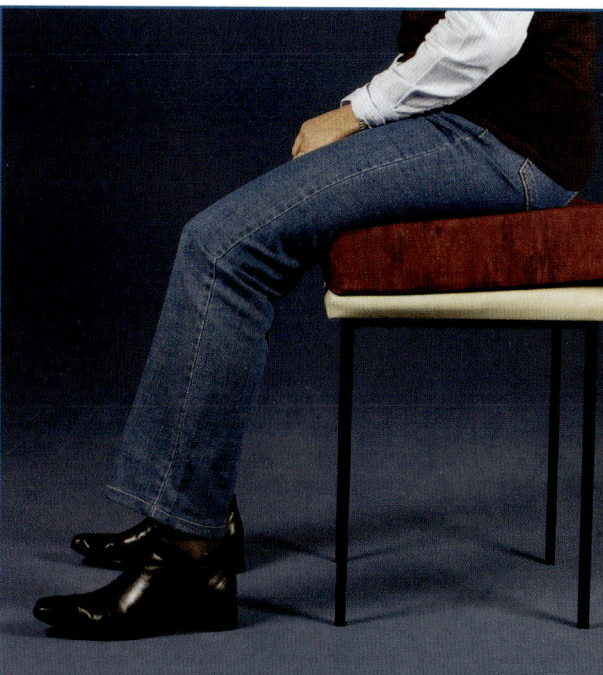

Sitzerhöhung: Ein festes, hohes Kissen ermöglicht ein höheres Sitzen auf festem Untergrund.

chen Gelenks bei tiefem Sitzen zu vermeiden. Achten Sie bei allen Sitzgelegenheiten darauf, dass sie hoch genug sind. Ansonsten ist eine Sitzerhöhung, beispielsweise in Form eines leichten Styroporkissens, sinnvoll. Damit sitzen Sie auf einem festen Untergrund höher. Haben Sie eine Hüftendoprothesen-Operation hinter sich, so müssen Sie unbedingt niedrige, weiche und womöglich noch tief einsinkende Sitzgelegenheiten meiden!

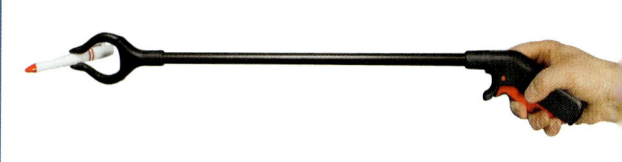

Mit einem Greifer kann man Gegenstände vom Boden aufheben ohne sich bücken zu müssen.

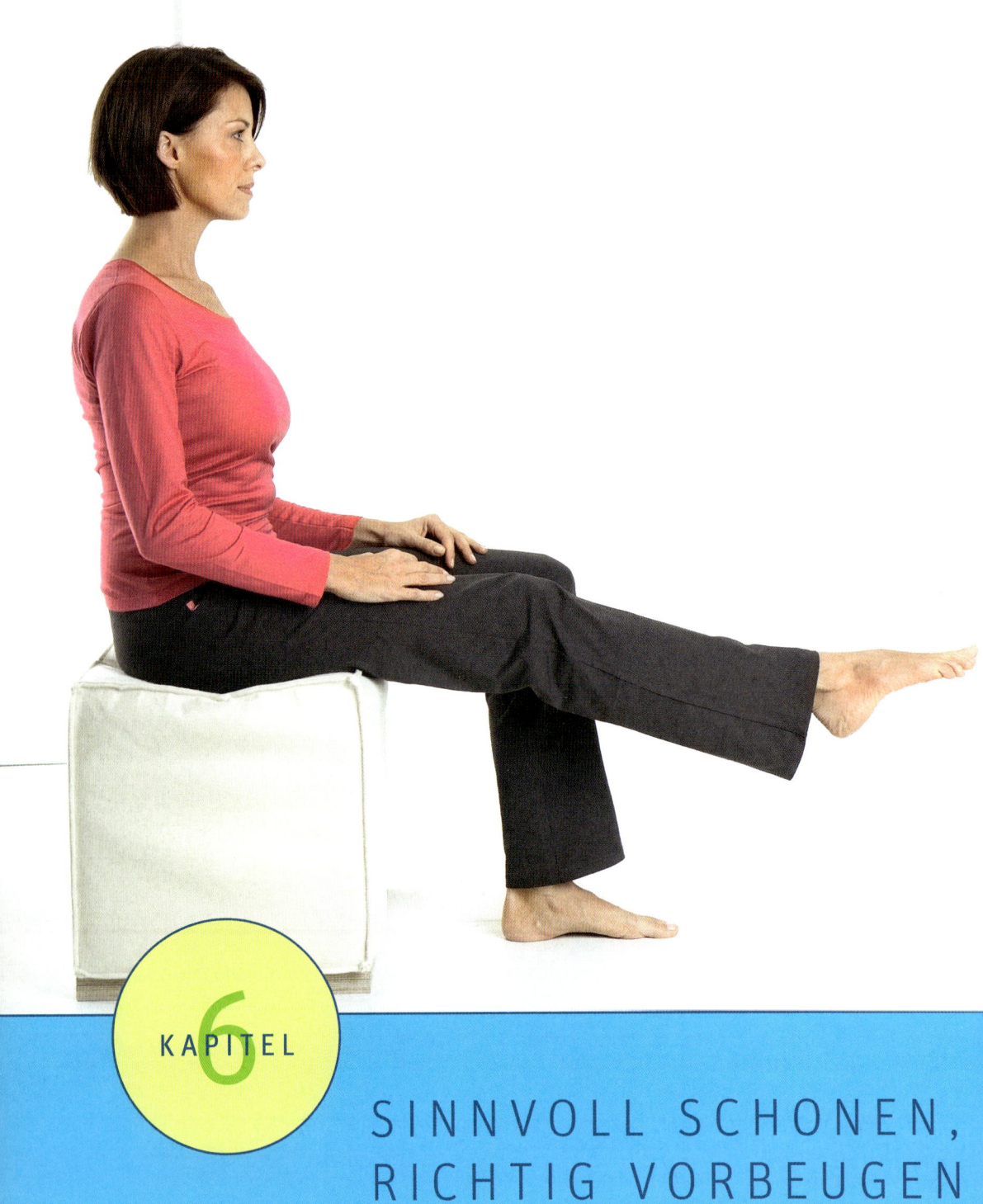

SINNVOLL SCHONEN, RICHTIG VORBEUGEN

Sie können zur Linderung Ihrer Beschwerden selbst beitragen, indem Sie sich die zehn Regeln der großen
Gelenkschule zu Herzen nehmen. Nach einer Operation
sprechen Sie darüber bitte mit Ihrem Arzt.

Die 10 Regeln der Gelenkschule

Die folgenden Ratschläge können Sie nutzen, wenn Sie einer Arthrose vorbeugen wollen, aber auch wenn sich bereits erste Anzeichen der Krankheit bei Ihnen bemerkbar gemacht haben oder wenn Sie schon länger unter Gelenkbeschwerden leiden oder auch wenn Sie operiert worden sind. Ziel muss es stets sein, dass Sie trotz Ihrer Gelenkprobleme so gut wie möglich im Alltag zurechtkommen und die Schmerzen gering sind. Dazu bedarf es natürlich beweglicher Gelenke. Wie Sie ganz gezielt durch Übungen Ihre Muskeln stärken und Ihre Gelenke in Schwung halten, erfahren Sie im nächsten Kapitel ab Seite 91.

Die folgenden Empfehlungen für Verhaltensmaßnahmen gelten bei Beschwerden an unterschiedlichen Gelenken, auch nach operativen Eingriffen. Nach einer Operation ist es allerdings sehr wichtig, dass Sie die Anweisungen Ihres betreuenden Arztes genau beachten, um den Behandlungserfolg nicht zu gefährden. Im Zweifelsfall sollten Sie Ihren Orthopäden fragen, ob er nach der Operation mit den hier aufgeführten Verhaltensmaßnahmen einverstanden ist. Lesen und verinnerlichen Sie jetzt erst einmal die 10 Regeln der Gelenkschule.

Die Gelenkschule-Regeln helfen, der Arthrose wirkungsvoll vorzubeugen und die Gelenke sinnvoll zu schonen. Wichtig ist aber Bewegung. Das Motto lautet: viel bewegen, wenig belasten!

1. Du sollst dich bewegen

Das Sprichwort »Wer rastet, der rostet« gilt ganz besonders für unsere Gelenke. Jeder Arthrose-Patient kennt den sogenannten Anlaufschmerz beim Aufstehen am Morgen oder nach längerem Sitzen (siehe Seite 12). Noch ausgeprägter ist die Funktionseinschränkung, wenn ein Gelenk immer weniger bewegt, also übermäßig geschont wird: Die Muskeln verkümmern. In der Folge haben sie weniger Kraft und verlieren damit auch die Fähigkeit der aktiven Stabilisierung, etwa bei Belastung.

In unserem Alltag sind wir oft über längere Zeit zu einseitigen Beanspruchungen gezwungen, z. B. bei zu langem Sitzen oder Stehen. Die natürliche Abwechslung zwischen Bewegung und Ruhe, zwischen Belastung und Entlastung findet nicht statt. Mitunter nehmen wir auch über längere Zeit eine sehr anstrengende, ungünstige Haltung ein.

Da der Gelenkknorpel keine Blutgefäße besitzt und nur durch den Wechsel von Be- und Entlastung ernährt wird (siehe Seite 7), ist Bewegung für die Knorpelernährung extrem wichtig. Wenn Sie immer in der gleichen Haltung verharren oder sich sehr wenig bewegen, dann ist die Knorpelernährung verschlechtert. Die Belastung muss aber auch dosiert werden. Alle Bewegungen sollten mit einem sicheren Gefühl durchgeführt werden. Ist das Zusammenspiel der Muskulatur gestört, so kann schon das Gehen auf einem holperigen, unebenen Weg zu Gangunsicherheiten und somit zu völlig unkontrollierter Belastung an Sprunggelenk, Kniegelenk und Hüftgelenk führen. Aufgrund der Störung des Bewegungsablaufes treten dann möglicherweise Beschwerden bis in den Rücken auf.

Noch schlechter sind Bewegungen, die mit extremen Belastungen einhergehen, beispielsweise Stop-and-Go-Sportarten wie Tennis und Squash oder Sportarten mit Zick-Zack-Bewegungen, etwa Handball. Richtungswechsel sowie stetes Anlaufen und Stoppen belasten die Gelenke übermäßig, vor allem die der Beine. Besonders wenn bei Ihnen bereits arthrotische Veränderungen festgestellt wurden, sollten Sie größere Belastungen, die den Knorpel schädigen können, vermeiden.

Ideal sind Bewegungen ohne Belastung. Ihr Ziel sollte es daher sein, die Bewegungen in möglichst vollem Umfang, jedoch bei geringer Gewichtsbelastung durchzuführen. Vermeiden Sie unbedingt Extrembewegungen! Eine Bewegung mit wenig Belastung und sicherer Führung des Gelenks können Sie mit einem Bewegungsprogramm trainieren (siehe Seite 90). Sehr gut sind auch Mobilisationsübungen im Wasser, wo das Eigengewicht reduziert ist. Dadurch kann die Bewegung leichter durchgeführt werden, oder Sie arbeiten gezielt mit Kraft gegen den Widerstand des Wassers.

Fazit: Ihr Motto sollte stets lauten »viel bewegen, wenig belasten!«.

2. Achte auf eine gerade Körperhaltung

Die gerade, wirbelsäulengerechte Körperhaltung ist die Ausgangsstellung für alle Gelenkbewegungen. Zugleich ist sie die Ausgangsposition für einen möglichst guten Bewegungsablauf im Zusammenspiel der Muskelketten. Eine gerade Haltung bedeutet auch eine günstige Belastungssituation für die Wirbelsäule und die Gelenke. Bei flach auf dem Boden aufliegenden Fußsohlen, gestreckten Kniegelenken, gestreckten Hüftgelenken, aufgerichtetem Becken, normal geschwungener Wirbelsäule, aufgerichteten Schulterblättern (die Schultern sind nach hinten genommen), gestreckten Ellbogen und in gerader Mittelstellung der Handgelenke können wir mit günstigster Belastung der Gelenke stehen. Die Haltearbeit wird vor allem von den Muskelketten geleistet, die uns gegen die Schwerkraft aufrichten. Diese Muskeln müssen trainiert werden,

INFO

DIE 10 REGELN DER GELENKSCHULE

1. Du sollst dich bewegen
2. Achte auf eine gerade Körperhaltung
3. Achte auf richtiges Sitzen
4. Vermeide Überlastungen
5. Hilfsmittel zur Belastungsreduktion
6. Vermeide ungünstige Gelenkstellungen
7. Vermeide Feuchtigkeit und Kälte
8. Kuriere Verletzungen aus
9. Treibe gelenkfreundliche Sportarten
10. Trainiere täglich deine Muskeln

damit sie genügend Kraft haben, um uns ständig aufrecht zu halten.

Vor allem eine Arthrose an den Hüft- und Kniegelenken führt dazu, dass diese biomechanisch günstige, aufrechte Körperhaltung nicht eingenommen werden kann. Bei einer Einschränkung des vollen Bewegungsausmaßes können die Knie- und Hüftgelenke nicht mehr ganz gestreckt werden. Am deutlichsten merkt man dies im Bereich der Knie. Die Gelenke sind nicht mehr durchzustrecken, die Knie bleiben stets leicht gebeugt. Dies bedeutet eine ständige vermehrte Anspannung der Muskeln, die uns gegen die Schwerkraft aufrichten, während der Kraftaufwand der Muskulatur bei gestreckten Kniegelenken wesentlich geringer ist. Dann wirken zusätzlich die Bänder stabilisierend. Durch die verstärkte Anspannung des vorderen Oberschenkelmuskels bei Kniegelenkbeugung wird die Kniescheibe kräftiger an das Oberschenkelgleitlager gepresst. Dadurch entsteht eine erhöhte Druckbelastung unter der Kniescheibe. Im Bereich des Hüftgelenks führt der Verlust der Streckfähigkeit dazu, dass das Becken nach vorne kippt, wenn die Beine gestreckt werden. Mit der verstärkten Vorneigung des Beckens wird die Lendenwirbelsäule in ein ausgeprägteres Hohlkreuz gebracht und die gesamte Statik der Wirbelsäule gestört. So können Knie- und Hüftarthrosen bei längerem Stehen zu Wirbelsäulenbeschwerden führen. Wenn Sie arthrotisch veränderte Knie- und Hüftgelenke haben, können Sie Wirbelsäulenbeschwerden im Stehen entgegenwirken, indem Sie die sogenannte Thekenhaltung (siehe Abbildung) einneh-

men. Dazu stellen Sie ein Bein etwas erhöht auf, beispielsweise auf einer Stufe. So wird das Becken aus der Vorneigung aufgerichtet. Sie können diesen Effekt mit der Hand an der Lendenwirbelsäule ertasten, wenn Sie die Position Ihrer Lendenwirbelsäule beim Stehen auf beiden Bei-

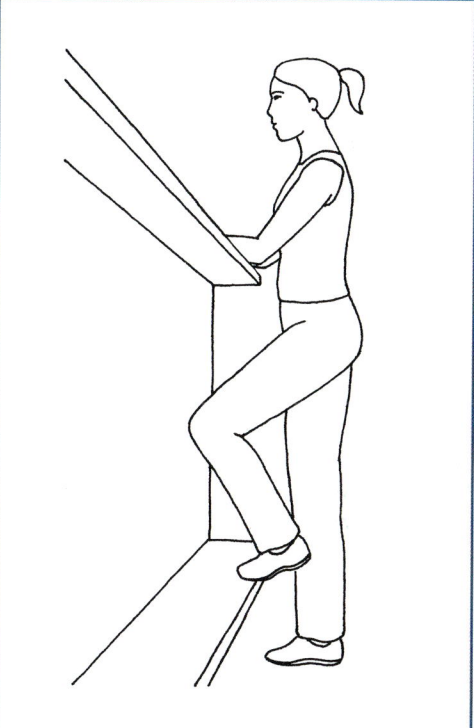

Thekenhaltung: In dieser bequemen Position stehen Sie mit einem gestreckten Bein, während das andere mit dem Fuß erhöht ist. Die Hohlkreuzbelastung der Lendenwirbelsäule ist dadurch reduziert. Zusätzlich können Sie in dieser speziellen Situation der Theke noch den Oberkörper mit den Armen abstützen.

nen mit der beim Stehen mit einem Bein auf einer Stufe vergleichen.

Alternativ zu längerem Stehen können Sie sich aber auch eine passende Sitzgelegenheit suchen, falls dies möglich ist.

Brustwirbelsäule und Schulter beeinflussen sich wechselseitig. Um bei einer Arthrose im Schultergelenk den schmerzfreien Bewegungsraum der Schulter am besten auszunutzen, sollten Sie Ihre Schultern gerade nach hinten nehmen, also das Schulterblatt aufrichten. Aus dieser Position heraus können Sie dann auch ausfahrende Bewegungen des Schultergelenks besser ausführen.

3. Achte auf richtiges Sitzen

Eine niedrige Sitzgelegenheit belastet sowohl das Hüftgelenk als auch das Kniegelenk aufgrund der vermehrten Anbeugung. Schon das niedrige Sitzen an sich kann Beschwerden bereiten. Oft bemerken Arthrosepatienten diese erst beim Aufstehen. Leiden auch Sie an einer Hüft- und/oder Kniearthrose, sollten Sie stets eine hohe und feste Sitzgelegenheit, möglichst mit seitlichen Lehnen suchen. Dadurch sind Ihre Hüft- und Kniegelenke weniger stark angewinkelt, und beim Aufstehen können Sie sich zusätzlich mit den Armen über die Stuhllehnen hochdrücken (siehe Abbildungen nächste Seite).

Auch für das Sitzen am Schreibtisch und die daraus resultierende, oft viele Stunden anhaltende, einseitige Beanspruchung gibt es einfache Regeln: Am günstigsten ist es, wenn Sie eine leicht geneigte (zirka

16 Grad) Schreibunterlage haben (siehe Zeichnung unten). Dadurch ist es leichter, den Blick auf die Schreibfläche zu richten. Der Kopf muss dann nicht so weit nach vorne über den Tisch geführt werden, sondern die Augen können bei gerade aufgerichtetem Kopf mühelos auf die Schreibfläche sehen. Ihr Rücken wird also weniger gekrümmt, und die Schulter Nackenmuskeln werden nicht überlastet, da keine Vorneigung besteht. Lenken Sie Ihr besonderes Augenmerk auf die Schul-

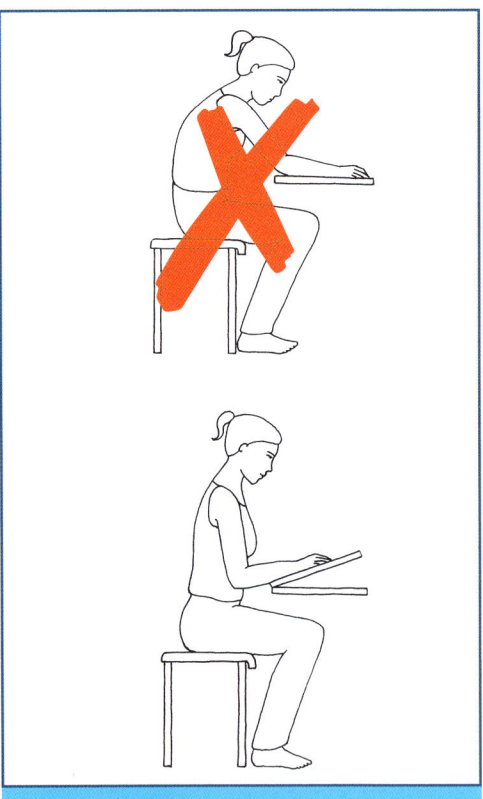

Bei geneigter Schreibtischfläche können die Augen mühelos auf die Unterlage blicken, ohne dass der Rücken nach vorne gekrümmt wird.

Aufstehen vom Stuhl

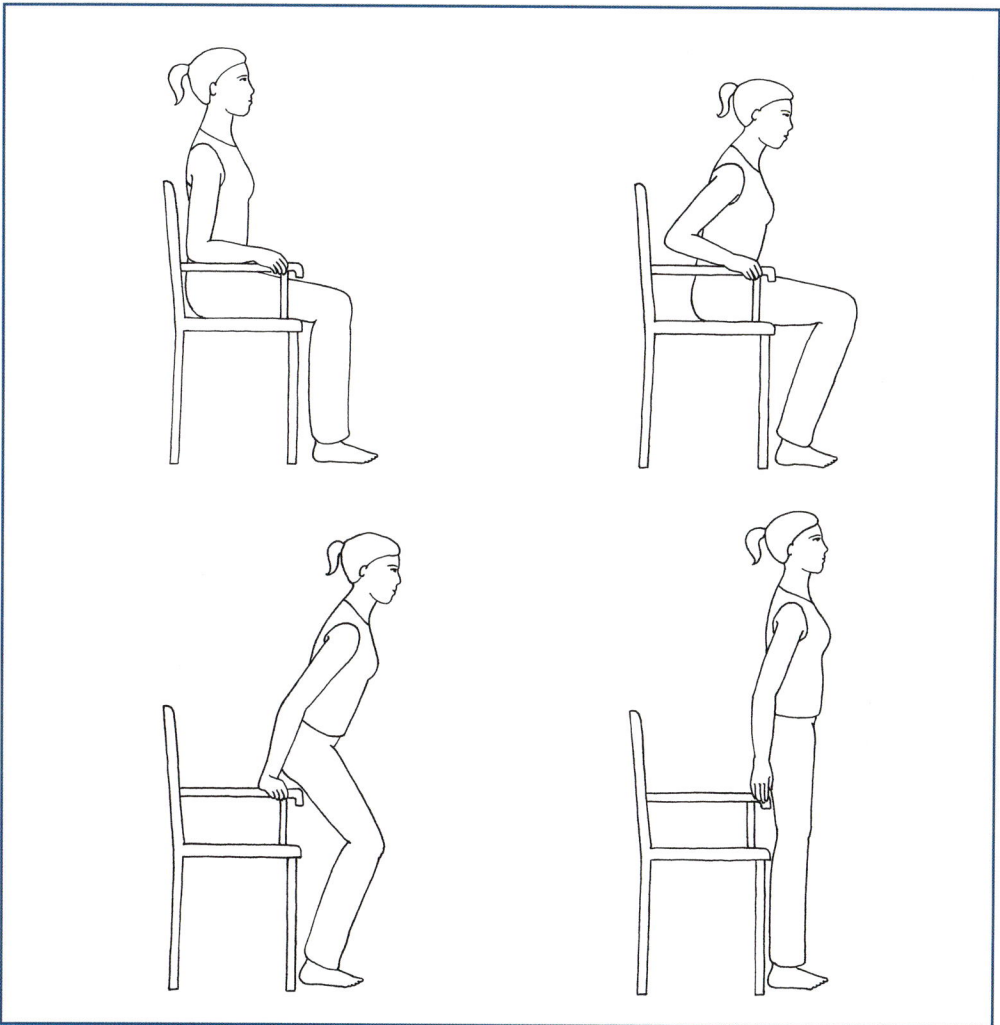

Oben links: Ein Stuhl mit hoher Sitzfläche und Armlehnen ermöglicht Ihnen die Verringerung der Gewichtsbelastung des Beins beim Aufstehen.

Oben rechts: Stellen Sie die Fersen an den Stuhl, rücken Sie auf der Sitzfläche nach vorne und neigen Sie den Oberkörper vor.

Unten links: Drücken Sie sich mit der Kraft Ihrer Arme an den seitlichen Lehnen hoch, bis Ihre Arme gestreckt sind.

Unten rechts: Bei noch leichter Kniebeugung müssen Sie jetzt nur noch die restliche Streckung über die volle Gewichtsbelastung der Knie durchführen.

terblätter. Diese müssen aufgerichtet sein, das heißt, Sie stellen Ihre Schultern gerade nach hinten; neigen Sie sie keinesfalls nach vorne.

Am Arbeitsplatz sollten ständig benötigte Unterlagen nur so weit weg von Ihnen liegen, dass Sie sie bei gerade aufgerichteten Schultern mühelos mit den Händen erreichen können.

Ein häufiger Fehler wird bei der Höhe des Bildschirms gemacht. Wenn Ihr Bildschirm auf dem Rechner steht, bedeutet dies, dass Sie ständig nach oben schauen, also Ihren Kopf heben müssen. Dies führt vor allem bei längerem Arbeiten, bei dem die Brustwirbelsäule im Zuge der Ermüdung etwas nach vorne gekrümmt wird, dazu, dass der Kopf quasi in den Nacken gelegt wird. Eine solche Position provoziert Schulter-Nacken-Beschwerden. Um mühelos auf den Bildschirm blicken zu können, sollte dieser direkt auf dem Schreibtisch – oder bei Bedarf allenfalls auf einer niedrigen Erhöhung – stehen.

4. Vermeide Überlastungen

Stärkere Gewichtsbelastungen, unnötige, ungünstige oder länger anhaltende Belastungen sowie Belastungsspitzen stellen eine Überbeanspruchung für Ihre Gelenke dar. Vor allem ein hohes Körpergewicht strapaziert die Knochen und Gelenke, die es tragen müssen. Haben Sie zu viel Speck auf den Rippen, sollten Sie alle Anstrengungen unternehmen, um abzunehmen, auch wenn Ihnen dies schwerfällt. Zu den elementaren Maßnahmen gehört die richtige Ernährung. Falls notwendig, müssen Sie Ihren Speiseplan umstellen. Sie sind in der Regel gut beraten, wenn Sie die Gewichtsreduktion unter professioneller Anleitung angehen.

Auch das Tragen und Heben schwerer Gewichte strapaziert Ihre Gelenke zu sehr. Daher ist es wichtig, dass Sie übermäßige Lasten reduzieren, beispielsweise indem Sie kleinere Stückelungen tragen. Hier kommt es auf die richtige Art und Weise an: Heben und tragen Sie Lasten immer nah am Körper, denn sonst treten – rein physikalisch gesehen – durch die größeren Hebelarme erhöhte Gewichtsbelastungen zum Beispiel an der Wirbelsäule auf. Ihrer Rückengesundheit zuliebe sollten Sie schwere Lasten auf beide Arme gleichmäßig verteilen und rechts und links nah am Körper tragen (siehe Zeichnung links).

Anhaltende Belastung wie beispielsweise dauerndes Stehen kann ebenso zu Überbeanspruchungen führen. In einem sogenannten Stehberuf ist eine ständige Überlastung fast unvermeidbar. In diesem Fall müssen Sie versuchen, für Entlastungsphasen zu sorgen, etwa indem Sie einen »Stehhocker« benutzen, der ein hohes Sitzen erlaubt (siehe Zeichnung Mitte). Eine Überforderung der Gelenke stellt für den Ungeübten und Untrainierten natürlich auch eine nicht gewohnte, lang anhaltende Bewegung, z. B. eine ausgiebige Wanderung, dar.

Wie Sie schon unter Regel 1 »Du sollst dich bewegen« (siehe Seite 75) gelesen haben, sollten Sie alle abrupten Belastungen gänzlich meiden, zu denen es beispielsweise bei den sogenannten Stop-and-Go-Sportarten wie Squash, Tennis und Badminton kommt. Häufige Zick-Zack-Bewegungen sowie Sprünge sind eine echte Tortur für Ihre Gelenke, ganz besonders dann, wenn sie bereits die ersten Anzeichen einer Arthrose aufweisen. Auch plötzliche, einseitige Belastungen überfordern Ihre Gelenke und können

(noch mehr) Beschwerden hervorrufen. Machen Sie sich immer wieder klar, dass Schmerzen ein Warnsignal sind. Die Auffassung mancher Sportler, dass man »durch den Schmerz hindurch« müsse, ist völlig falsch. Sie sollten die Warnzeichen unbedingt beachten! Überlastungen können nämlich sehr schnell Gelenkschmerzen provozieren.

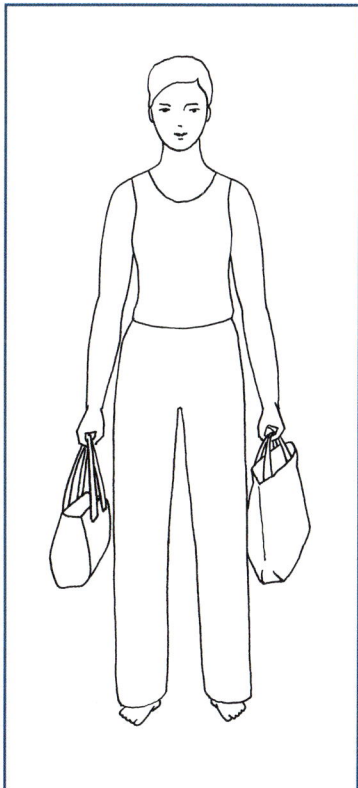

Verteilen Sie die Lasten gleichmäßig links und rechts am Körper, so befindet sich Ihre Wirbelsäule in einer günstigen Position.

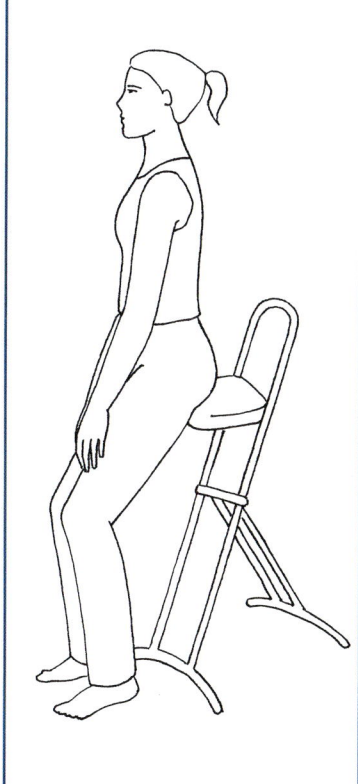

Das hohe Sitzen auf einem Stehhocker ist eine gute Alternative zum Stehen über längere Zeit.

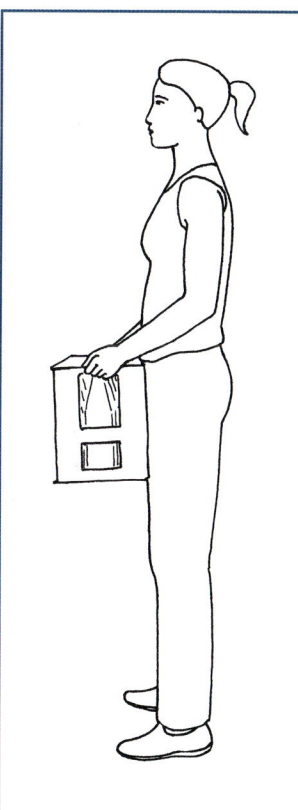

Tragen Sie Lasten bei gerader Wirbelsäule nah am Körper.

5. Hilfsmittel zur Belastungs-reduktion

Die üblichen Belastungen des täglichen Lebens können bei Arthrose und anderen Gelenkerkrankungen zu ausgeprägten Beschwerden führen. Deswegen sollten Sie, wann immer es Ihnen möglich ist, Hilfsmittel verwenden, um den unvermeidbaren Anforderungen des Alltags gewachsen zu sein (siehe Seite 72).

Für jedes Gelenk gibt es im Falle von Bewegungseinschränkungen und -schmerzen orthopädische Hilfsmittel. Diese sollten Sie wann immer möglich nutzen.

Die Belastung der Beingelenke bei jedem Schritt kann allein schon durch flache, weiche Absätze erheblich reduziert werden. Mit Fersenkissen, die in den Schuh eingelegt werden, oder durch Pufferabsät-ze (siehe Abbildungen links), die Sie als orthopädische Schuhzurichtung auf Rezept bekommen, entlasten Sie Ihre Gelenke ganz gezielt. Diese einfachen Maßnahmen helfen, die Maximalbelastung des Auftrittes zu reduzieren. Die Belastungsspitzen in den Sprunggelenken, im Kniegelenk und Hüftgelenk werden damit vermindert.

Bei Bewegungseinschränkungen im oberen Sprunggelenk können Ihre Schuhe durch eine sogenannte Mittelfußrolle (siehe Abbildung Seite 83) zugerichtet werden, um die Abrollung zu vereinfachen. Das obere Sprunggelenk wird dann nicht in vollem Umfang beansprucht, sondern es wird in seiner Bewegung auf den schmerzfreien oder schmerzarmen mittleren Bewegungsbereich gelenkt.

Ebenso haben Sie bei Bewegungsschmerzen in den Zehengelenken die Möglichkeit, die passive Bewegung in den Zehen durch eine sogenannte Ballenrolle (siehe

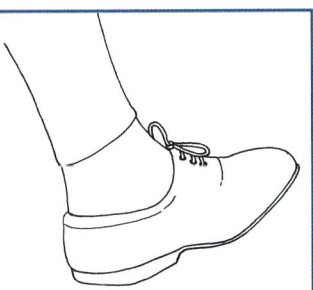

Pufferabsätze wirken ähnlich wie ein Fersenkissen. Beim Auftritt drückt sich der weichere hintere Absatzanteil zusammen.

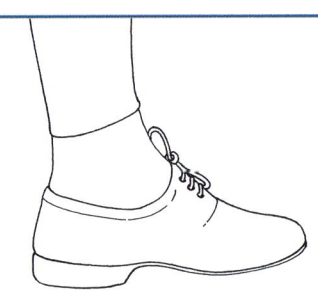

Im Stand liegt der Absatz ganz auf. Die weiche Absatzecke ist dann ausgedehnt.

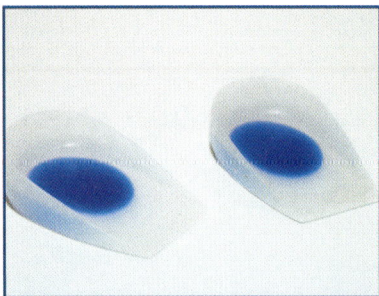

Im Schuh kann die Polsterung mit einem Fersenkissen dafür sorgen, dass die Stoßbelastung auf die Gelenke beim Aufsetzen der Ferse reduziert wird.

Abbildung unten) zu reduzieren. Bei einer ausgeprägten Arthrose im Großzehen-grundgelenk gibt es weitere spezielle Zurichtungen, etwa eine Versteifung der Schuhsohle oder eine sogenannte Hallux-Rigidus-Rolle, die das Abrollen des Fußes erleichtert und die Bewegung im Groß-zehenendgelenk erheblich reduziert.

Bei ausgeprägten Arthrosen im oberen und unteren Sprunggelenk kann man durch besondere orthopädische Schuhe (Arthrodesenstiefel) die Bewegung in die-sem Bereich ganz vermeiden. Eine solche Maßnahme ist aber nur dann der richtige Ausweg, wenn andere Therapien nicht in Frage kommen oder die Störungen so aus-geprägt sind, dass verschiedene Bereiche im Fuß betroffen sind.

Für die Entlastung Ihrer Beingelenke benutzen Sie am besten Gehstützen, damit Sie das Körpergewicht über die Arme abstützen können.

An den Finger- und Armgelenken verur-sachen vor allem Verdrehbewegungen unangenehme Belastungsschmerzen. Auch in diesem Fall sind einfache Hilfs-mittel zur Belastungsreduktion sinnvoll. In der Regel werden Hebel oder Klemm-vorrichtungen benutzt, um Gegenstände gut fassen zu können und deren Dreh-kraft auszunutzen. Solche Utensilien gibt es beispielsweise zum Öffnen von Gläsern. Ähnlich verwendbare Werkzeuge stehen auch Patienten mit Hüftarthrose oder nach einer Hüftprothesenoperation zur Verfügung. Sie erleichtern Ihnen beispiels-weise das Anziehen der Strümpfe oder das Aufheben von Gegenständen. Erkundigen Sie sich gegebenenfalls in Ihrem Sanitäts-fachhaus oder bei Ihrem Orthopädietech-niker nach solchen »kleinen Helfern«.

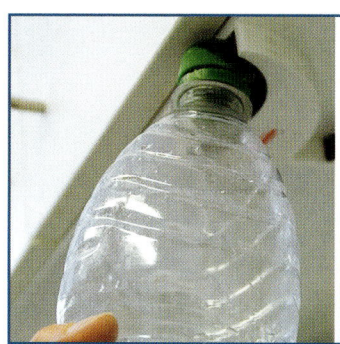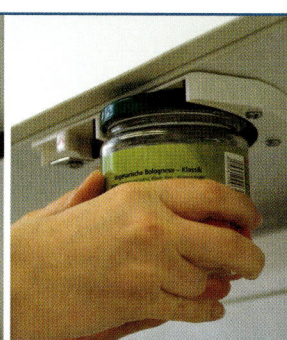

Verbesserung des Drehens von De-ckeln durch einen Deckelöffner, in diesem Fall unter dem Küchenhän-geschrank montiert.

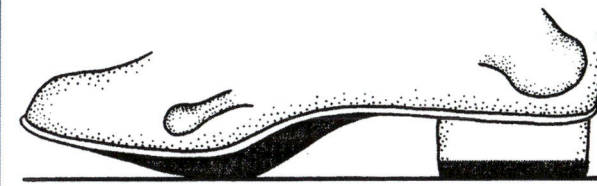

Mittelfußrolle zur Verminderung der Bewegungsausschläge im oberen Sprunggelenk, beispielsweise bei Arthrose.

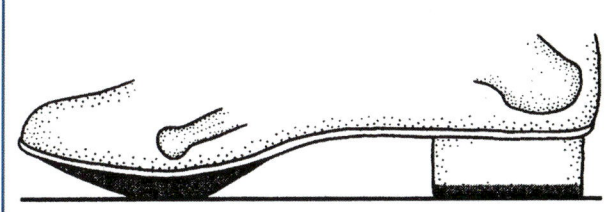

Ballenrolle zur Verminderung der passi-ven Bewegung der Zehen bei der Schrittabwicklung.

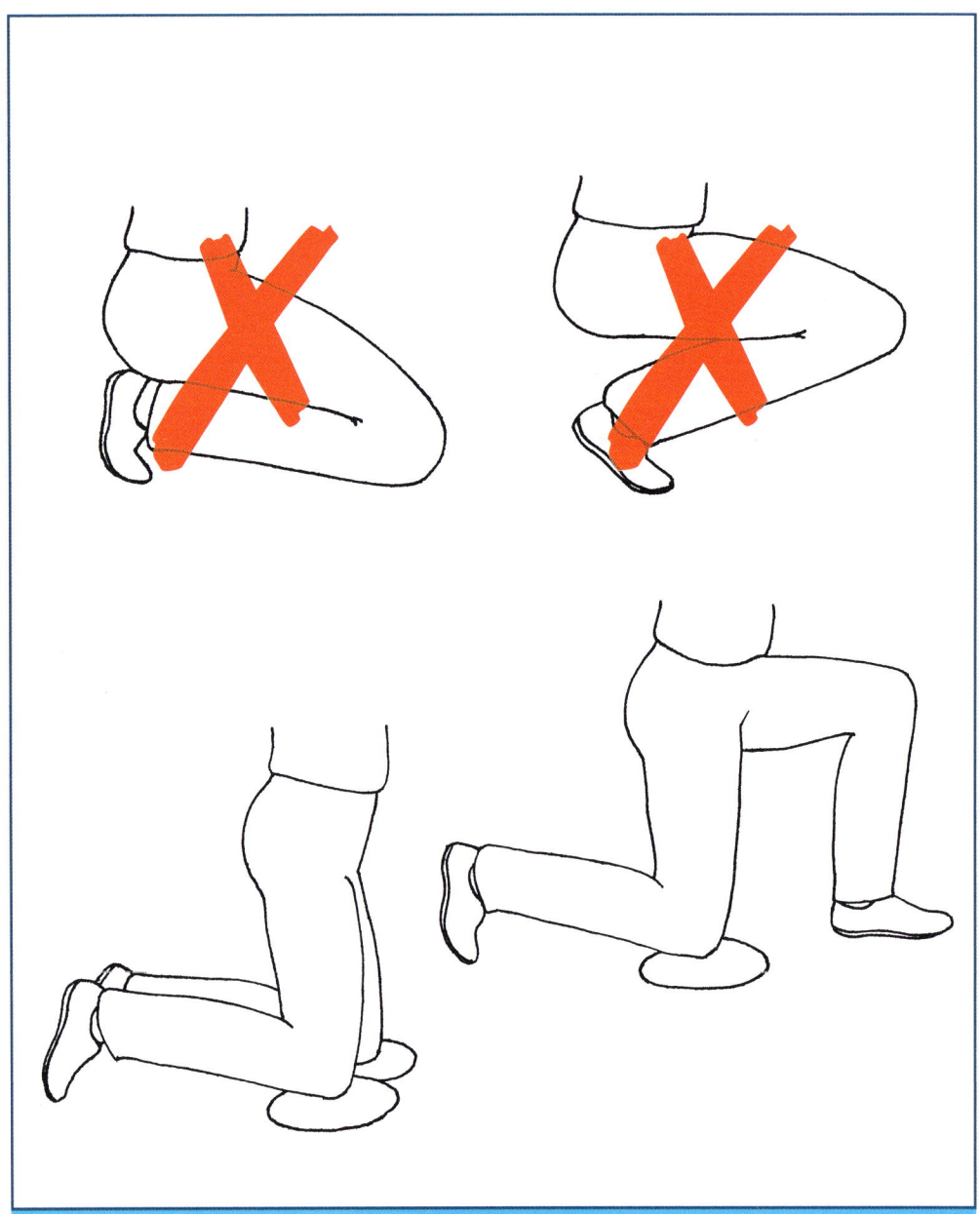

Fersensitz und Hocke bedeuten eine maximale Kniebeuge und damit eine Druckbe-lastung im Kniegelenk. Günstiger sind daher ein Knien ohne Fersensitz (Zeichnung links unten) oder eine Position mit einem Bein kniend, mit dem anderen hockend (Zeichnung rechts unten). Probieren Sie es aus.

6. Vermeide ungünstige Gelenkstellungen

Bewegungen und Positionen, die Schmerzen verursachen, sollten Sie so gut wie möglich vermeiden. Als Arthrosepatient kennen Sie die Gelenkstellungen, die bei Ihnen zu Beschwerden führen, sicher ganz genau. Suchen Sie daher nach Alternativen.

Bei Kniearthrose bereitet eine starke Beugung des Kniegelenks Schmerzen. Dies ist beispielsweise in der Hockstellung der Fall. In dieser Haltung wird die Kniescheibe kräftig angepresst, und die hinteren Anteile des Kniegelenks, also der Meniskus, werden gedrückt. Diesem ungünstigen Belastungseffekt der maximalen Kniebeugung im Hocken können Sie aus dem Weg gehen: Legen Sie ein Polster unter Ihre Knie und knien Sie sich hin, indem Sie die Knie im rechten Winkel belassen. Oder wählen Sie eine Position, bei der Sie nur mit einem Bein knien, das andere setzen Sie mit dem Fuß auf.

Auch bei künstlichen Kniegelenken ist ein stärkeres Anwinkeln des Beins nicht empfehlenswert, weil dadurch ein kräftiger Anpressdruck auf die Kniescheibe entsteht und das Unterschenkelteil den oberen Prothesenanteil in Scherbelastung vom Oberschenkelknochen wegdrückt. Dies kann sich negativ auf die Prothesenverankerung auswirken. Deswegen gelten bei einer Knieprothese die gleichen Verhaltensmaßnahmen wie für das Hinknien bei Arthrose.

Bei Arthrosen im Schultergelenk bereiten vor allem Überkopfarbeiten und ausfah-

rende Bewegungen Beschwerden. Um nur den schmerzfreien Bewegungsraum der Schulter zu nutzen, können Sie Hilfsmittel einsetzen. Beim Fensterputzen und beim Streichen von Wänden beispielsweise erleichtert Ihnen ein längerer Stiel die Arbeit. Grundsätzlich lässt sich der Bewegungsumfang durch langstielige Gerätschaften reduzieren, denn sie ersparen Ihnen ausfahrende Armbewegungen.

In manchen Fällen kann es auch ratsam sein, ungünstige Gelenkstellungen und schmerzhafte, ausfahrende Bewegungen durch Bandagen zu vermeiden. Komplexe Bewegungen mit dem Handgelenk, das

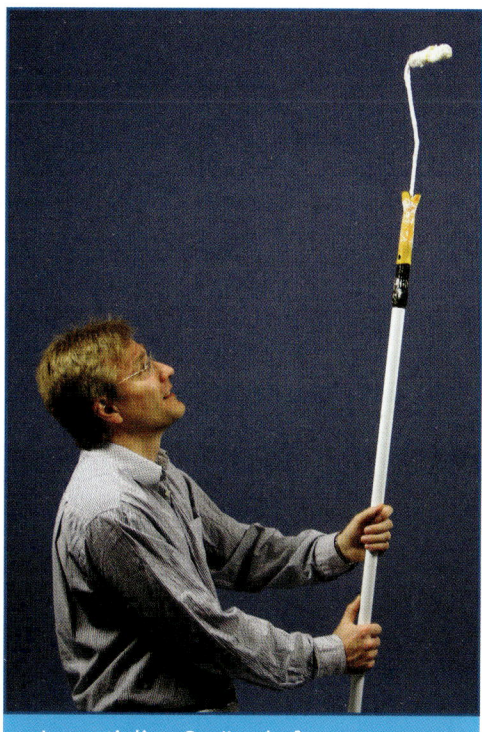

Langstielige Gerätschaften ersparen ausfahrende Armbewegungen.

gleichzeitig in verschiedene Richtungen beansprucht wird, können Sie durch das Anlegen einer ganz speziellen Bandage begrenzen.

7. Vermeide Feuchtigkeit und Kälte

Die klimatischen Verhältnisse, in denen wir leben, können wir uns nur bedingt aussuchen. Manche Arthrosepatienten werden bei hoher Luftfeuchtigkeit und Kälte von Schmerzen geplagt. Gehören auch Sie zu dieser Personengruppe, dann sollten Sie mit geeigneten Maßnahmen gegensteuern.

Zu Hause geht das ganz einfach, und außerhalb Ihres Wohnbereichs können Sie mit entsprechender Kleidung, Bandagen oder anderen orthopädischen Hilfsmitteln dafür sorgen, dass Ihre Gelenke vor Kälte geschützt sind. Sehr hilfreich bei nass-kaltem Wetter sind außerdem Wärme-anwendungen, etwa eine Fangopackung, die Sie selbst zu Hause auflegen können. Auch in krankengymnastischen Praxen hält man schmerzlindernde Maßnahmen für Sie bereit.

8. Kuriere Verletzungen aus

Arthrosepatienten haben gelernt, mit ihren Schmerzen zurechtzukommen. Ein gewisser Schmerz wird toleriert, und falls notwendig, werden Schmerzmittel einge-nommen. Zusätzlichen Verletzungen wird in der Regel jedoch wenig Beachtung geschenkt. Durch eine Verdrehbewegung oder ein Umknicken des Fußes kann es zu einer Verletzung im Bandbereich, z. B. am oberen Sprunggelenk, kommen. Gleich nach dem Unfall treten lokale Schmerzen, oft auch eine Schwellung und mitunter ein Bluterguss auf. Bei einer Bandzerrei-ßung haben Sie in der Regel nur ein paar Tage lang Schmerzen. Aber Vorsicht: Damit das Außenband des oberen Sprunggelenks heilt, müssen Sie für die nächsten sechs Wochen eine Überbean-spruchung und ein wiederholtes Umkni-cken strikt vermeiden. Halten Sie diese längere Heilungsphase nicht ein, und das Band wird erneut überdehnt, so verliert das obere Sprunggelenk die Bandstabilität, also den seitlichen Halt.

> **Arthrosepatienten sollten eine Ver-letzung unbedingt vollkommen auskurieren, damit nicht womög-lich noch weitere Schäden am Gelenk entstehen.**

Dieses Beispiel verdeutlicht die Problema-tik. Bei einem schmerzgewohnten Arthro-sepatienten wird eine Verletzung nämlich gerne heruntergespielt oder sie bleibt gar unbeachtet. Die dringend notwendige län-gere Schonung während der Heilungspha-se ist dann nicht gewährleistet, was zu einer zusätzlichen Instabilität des ohnehin schon arthrotisch geschädigten Gelenks führt. Ein mangelnder Bandhalt ver-schlimmert die Arthrosesymptomatik dann noch mehr.

Daher sollten Arthrosepatienten bei Ver-letzungen ganz besonders aufmerksam sein und auf jeden Fall den Arzt auf-suchen, der die übliche Arthrosesympto-matik von einer möglichen Verletzung unterscheiden kann.

9. Treibe gelenkfreundliche Sportarten

Alle Gelenke brauchen Bewegung. Sie wissen ja, der Wechsel zwischen Be- und Entlastung fördert die Ernährung des Knorpels. Bewegung kräftigt außerdem die Muskulatur und sorgt dafür, dass Ihre Gelenke das normale Bewegungsausmaß behalten. Allerdings sollen die Bewegungen unter möglichst geringer Belastung stattfinden. Auch darüber haben Sie bereits gelesen. Daher wird von den sogenannten Stop-and-Go-Sportarten abgeraten. Zudem sollten Sie bei Beschwerden in den Schultern darauf bedacht sein, dass Sie keine ausfahrenden Bewegungen mit den Armen machen.

Für Personen mit einem künstlichen Gelenk gelten in puncto Sport grundsätzlich die gleichen Regeln wie für Arthrosekranke. Günstig sind Sportarten, die die Beweglichkeit der Gelenke im schmerzfreien Bereich trainieren und die Muskulatur möglichst gleichmäßig beanspruchen. Niemals dürfen während der körperlichen Aktivität Schmerzen und Schwellungen in einem Gelenk auftreten, und auch hinterher soll das Gelenk nicht wehtun. Wenn dies doch der Fall ist, so haben Sie sich zu viel zugemutet.

Besprechen Sie im Zweifelsfall mit Ihrem Arzt, welche Sportart(en) für Sie die richtige(n) ist (sind).

10. Trainiere täglich deine Muskeln

Die Muskulatur sorgt für die Kraft der Bewegung. Außerdem sichern die Muskeln aktiv die Stabilität des Gelenks und schützen den Bandapparat. Bei der Bewegung wirken verschiedene Muskeln jeweils wie Ketten zusammen, beim Gehen beispielsweise durch Beugung und Streckung im Hüft- und Kniegelenk und durch die komplexe Bewegung des Fußes. Gleiches gilt für die Armmuskeln bei Bewegung oder beim Greifen mit der Hand. Das Training der Muskeln ist sehr wichtig, damit die Gelenke mit den Bandstrukturen nicht überbeansprucht werden. Gut trainierte Muskeln schützen die Gelenke!

Wie stark ist die Gelenkbelastung beim Sport?

Die folgende Tabelle stellt eine orientierende Einschätzung der Belastung mäßiggradig arthrotisch veränderter Gelenke durch verschiedene Sportarten dar. Das Pluszeichen besagt, dass die Sportart dem jeweiligen Gelenk guttut, das Minuszeichen bedeutet, dass sich die Belastung eher negativ auswirkt.

Bei akuter Reizung eines Gelenks sollten Sie allerdings unbedingt jegliche Beanspruchung vermeiden!

	VON ARTHROSE BETROFFENE GELENKE		
Zu empfehlende Sportarten	**Schulter**	**Ellbogen**	**Hand**
Schwimmen	2+	2+	3+
Radfahren	3+	3+	2+
Wandern auf ebenem Gelände, Nordic Walking	3+	3+	3+
Standard Tanzen	2+	3+	3+
Skilanglauf	2+	2+	2+
Joggen	3+	3+	3+
Reiten	1+	0	1+
Leichtes Turnen	2-	2-	2-
Federball, Badminton	3-	3-	2-
Kegeln	2+	1+	0
Tischtennis	0	0	0
Golf	2-	1-	2-
Tennis	3-	3-	2-
Rudern	3-	3-	2-

ERKLÄRUNG DER SKALA:

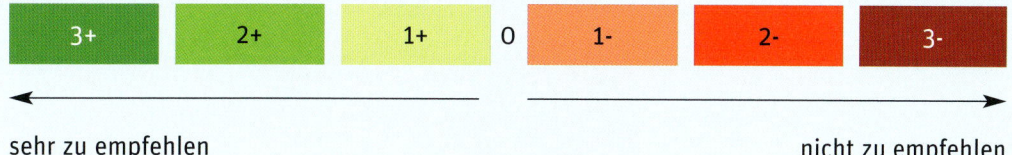

| 3+ | 2+ | 1+ | O | 1- | 2- | 3- |

sehr zu empfehlen   nicht zu empfehlen

VON ARTHROSE BETROFFENE GELENKE

Finger	Hüfte	Knie	Sprunggelenk	Zehen
3+	3+	3+	3+	3+
2+	3+	3+	3+	3+
3+	2+	3+	3+	2+
3+	3+	3+	2+	2+
3+	2+	2+	1+	2+
3+	1-	1-	2-	2-
1+	1+	1+	1+	1+
3-	O	1-	2-	2-
2-	3-	3-	3-	3-
O	2-	2-	2-	2-
O	3-	2-	2-	1-
1-	1+	1+	1+	1+
2-	3-	3-	3-	3-
2-	3-	3-	1-	1-

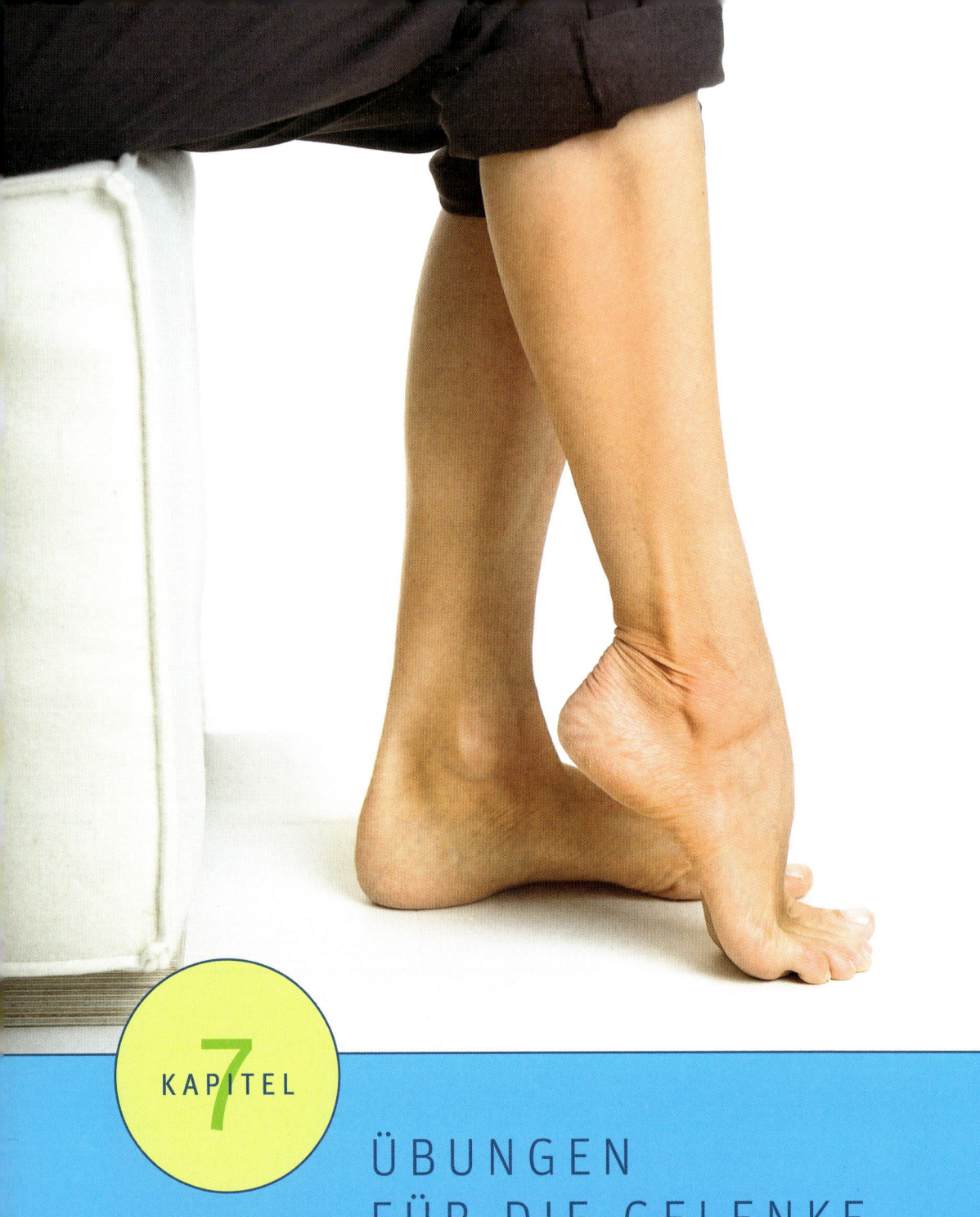

ÜBUNGEN
FÜR DIE GELENKE

Absolvieren Sie täglich ein Programm mit gezielten Übungen zur Muskelkräftigung und zur Verbesserung der Beweglichkeit. Dies ist auch dann möglich, wenn Sie ein künstliches Gelenk haben.

Fit in den Tag

Das folgende Programm wurde im Rahmen einer wissenschaftlichen Studie bei Patienten mit Arthrosen an mehreren Gelenken im Alter von 60 bis 80 Jahren entwickelt und in seiner Wirksamkeit untersucht. Es konnte belegt werden, dass die Übungen eindeutig zu einer Zunahme an Kraft und Beweglichkeit führen. Zugleich wurde die Pulsfrequenz günstig gesenkt, ebenso der systolische Blutdruck (oberer Wert) in Ruhe. Neben der Besserung der Gelenksymptomatik war auch ein Rückgang von Wirbelsäulenbeschwerden festzustellen. Bei keinem Teilnehmer war das Training ohne Erfolg. Den größten Zuwachs an Kraft und Beweglichkeit zeigten diejenigen, die zuvor keinerlei Gymnastik oder Übungen gemacht hatten.

Für Menschen, die an Arthrose leiden, ist die Gelenkschule mit ihren Verhaltensmaßnahmen und Übungen so wichtig wie das tägliche Zähneputzen.

Ein großer Vorteil dieses speziellen Programms ist, dass Sie es zu Hause, in Ihrer gewohnten Umgebung, ganz ohne zusätzliche Hilfsmittel durchführen können, entweder alleine oder mit einem Partner. Das Trainieren in einer Gruppe hat oft den Nachteil, dass ungeübte Neulinge frustriert werden, weil das Leistungsniveau zu unterschiedlich ist.

Ganz wichtig ist, dass Sie täglich üben! Das Programm ist so konzipiert, dass Sie Ihren Tag damit beginnen können. Daher auch die Bezeichnung »Fit in den Tag«.

Machen Sie sich Ihr Gelenktraining zur steten Gewohnheit am Morgen.

Das Programm ist bei Beschwerden sämtlicher Gelenke geeignet und kann gefahrlos durchgeführt werden. Auch Patienten über 80 Jahre dürfen es regelmäßig absolvieren. Die Altersbeschränkung wurde bei der wissenschaftlichen Studie aus statistischen Gründen gewählt, um eine einheitliche Gruppe zu betrachten. Sie dürfen alle Übungen auch dann machen, wenn Sie ein künstliches Gelenk haben. Verspüren Sie allerdings Beschwerden oder sind Sie generell unsicher, fragen Sie besser Ihren Arzt. Grundsätzlich gilt, dass Sie jede Übung, die Schmerzen bereitet, sofort beenden müssen. Sie dürfen weder während der Durchführung der Übungen, noch danach Schmerzen haben. Ein Muskelkater ist normal. Wenn Sie konsequent üben, stärken Sie Ihre Muskeln. Aber Schmerzen sind ein Warnzeichen. Dann brauchen Sie ärztlichen Rat.

Das Programm ist so aufgebaut, dass Sie es schon im Bett liegend beginnen können, dann auf der Bettkante sitzen und es schließlich im Stehen und Gehen zu Ende führen.

INFO

ZIELE DES TÄGLICHEN ÜBUNGSPROGRAMMS
- Training der Muskeln
- Stabilisierung der Gelenke
- Förderung der Beweglichkeit
- Linderung von Beschwerden

Übungen in Rückenlage

1. Ein Bein durchdrücken

Ausgangsstellung:
- In Rückenlage strecken Sie die Beine aus und legen die Arme neben dem Körper ab.
- Beugen Sie ein Bein in Hüfte und Kniegelenk; das andere Bein lassen Sie gestreckt und ziehen den Fuß hoch, das heißt, die Zehen zeigen zur Nase.

Ausführung:
- Drücken Sie nun das gestreckte Bein maximal durch, die Kniekehle drücken Sie dabei zur Unterlage (siehe Zeichnung oben).

- Halten Sie die Spannung 5 Sekunden lang.

Trainingseinheit:
Führen Sie zehn Anspannungen von je 5 Sekunden durch und wechseln Sie dann das Bein; es folgen weitere zehn Anspannungen mit dem anderen Bein.

Für Fortgeschrittene:
Legen Sie unter das gestreckte Knie ein zusammengerolltes kleines Kissen, das Sie bei jeder Anspannung flachdrücken, während Sie den Unterschenkel mit der Streckung des Beines anheben (siehe Zeichnung unten).

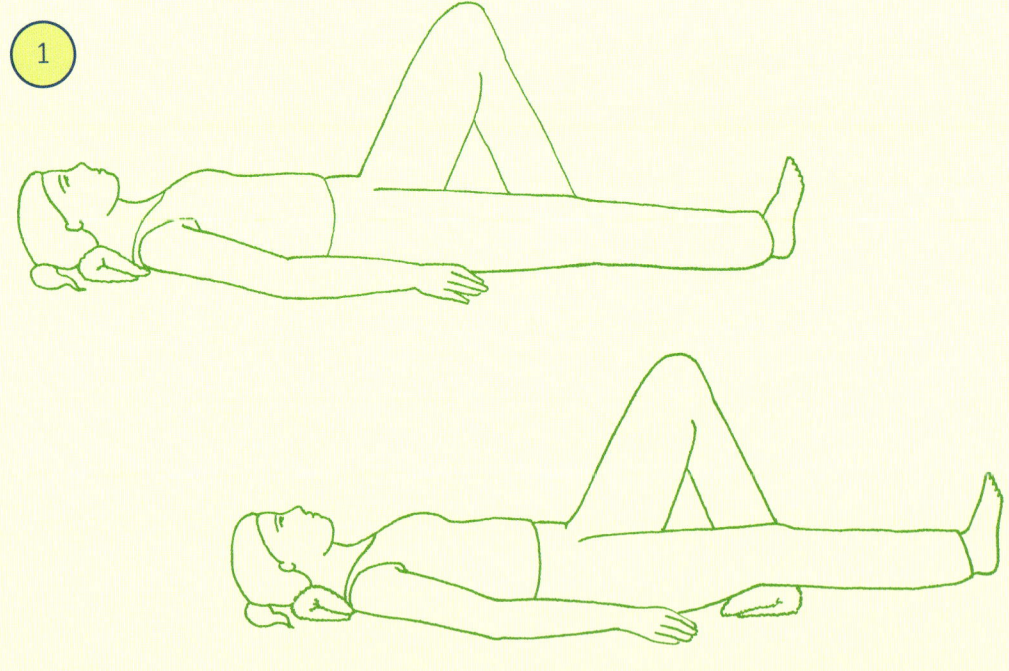

2. Eine Brücke bauen

Ausgangsstellung:
- In Rückenlage beugen Sie beide Beine in den Hüft- und Kniegelenken.
- Die Arme legen Sie entspannt neben den Körper (siehe Zeichnung oben).

Ausführung:
- Sie heben das Gesäß etwa vier Zentimeter vom Boden ab.
- Nun spannen Sie die Gesäßmuskeln kräftig an und halten die Spannung für etwa 5 Sekunden, das Gesäß bleibt dabei oben (siehe Abbildung unten).
- Dann legen Sie das Gesäß wieder ab.

Trainingseinheit:
Nach zehn Durchgängen legen Sie eine kurze Pause ein; danach folgen noch einmal zehn Durchgänge.

Für Fortgeschrittene:
Während Sie das Gesäß oben halten, heben Sie abwechselnd die Füße etwas an, als wenn Sie auf der Stelle treten würden.

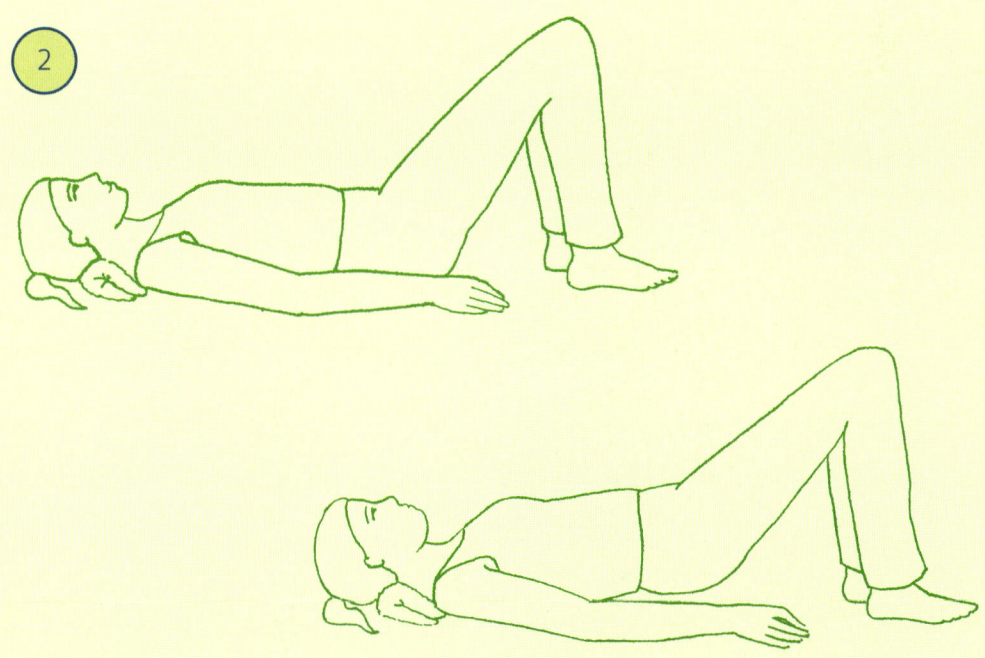

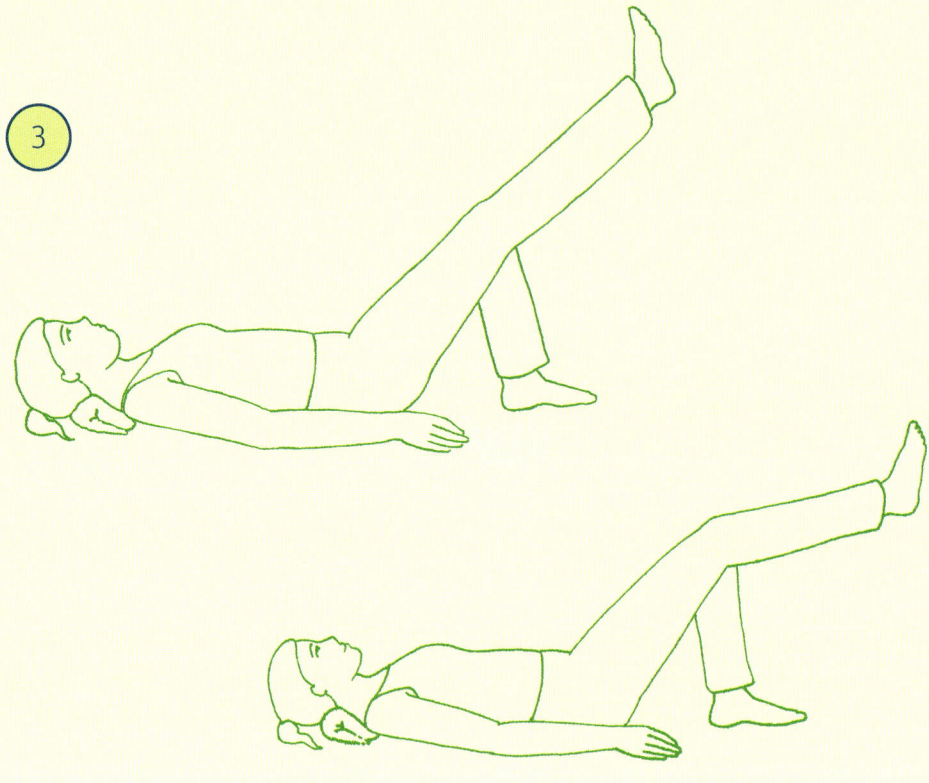

3. Zahlen schreiben

Ausgangsstellung:
- In Rückenlage stellen Sie ein Bein mit Beugung in Hüft- und Kniegelenk auf, das andere strecken Sie nach oben und halten es in der Luft.
- Die Arme liegen neben dem Körper.

Ausführung:
- Malen Sie mit dem gestreckten, erhobenen Bein dreimal die Zahl Eins in die Luft.
- Dann stellen Sie das Bein ab, heben das andere Bein und schreiben ebenfalls dreimal die Zahl Eins.

- Auf die gleiche Weise schreiben Sie weiter bis zur Zahl Neun; dies fördert Ihre Koordinationsfähigkeit.

Trainingseinheit:
Machen Sie zwei Durchgänge, so dass Sie die Zahlen von eins bis neun mit jedem Bein schließlich insgesamt sechsmal geschrieben haben.

4. Mit Gewichten schwingen

Ausgangsstellung:
- In Rückenlage stellen Sie die Beine mit Beugung in Hüft- und Kniegelenk auf.
- Nehmen Sie in jede Hand eine kleine Plastikflasche, die Sie gut umgreifen (mit etwa 0,5 Liter Wasser gefüllt).
- Legen Sie die Arme parallel neben den Körper (siehe Zeichnung oben).

Ausführung:
- Heben Sie den rechten Arm gestreckt so weit an, bis Sie ihn über Ihrem Kopf ablegen können.
- Sobald der Arm die Unterlage berührt, führen Sie ihn wieder nach unten und legen ihn langsam zurück in die Ausgangsstellung.

- Wenn der rechte Arm beginnt, zurückzuwandern, machen Sie die gleiche Bewegung nach oben mit dem linken Arm, so dass ein harmonischer Wechsel beider Arme erreicht wird.

Trainingseinheit:
Legen Sie jeden Arm zehnmal über dem Kopf ab, machen Sie eine kurze Pause und wiederholen Sie alles.

Für Fortgeschrittene:
Nehmen Sie in beide Hände eine schwere Wasserflasche.

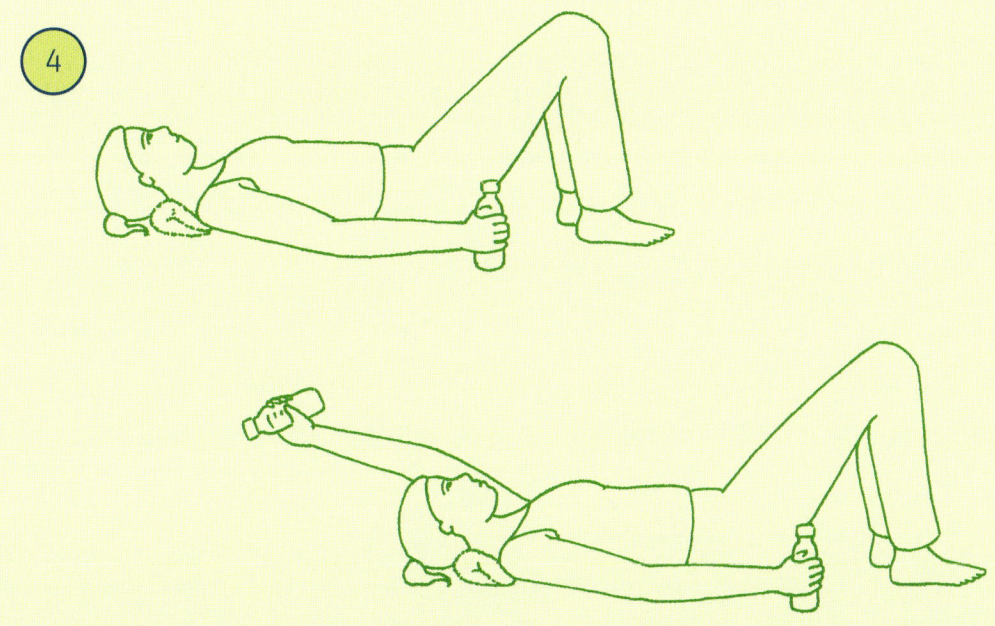

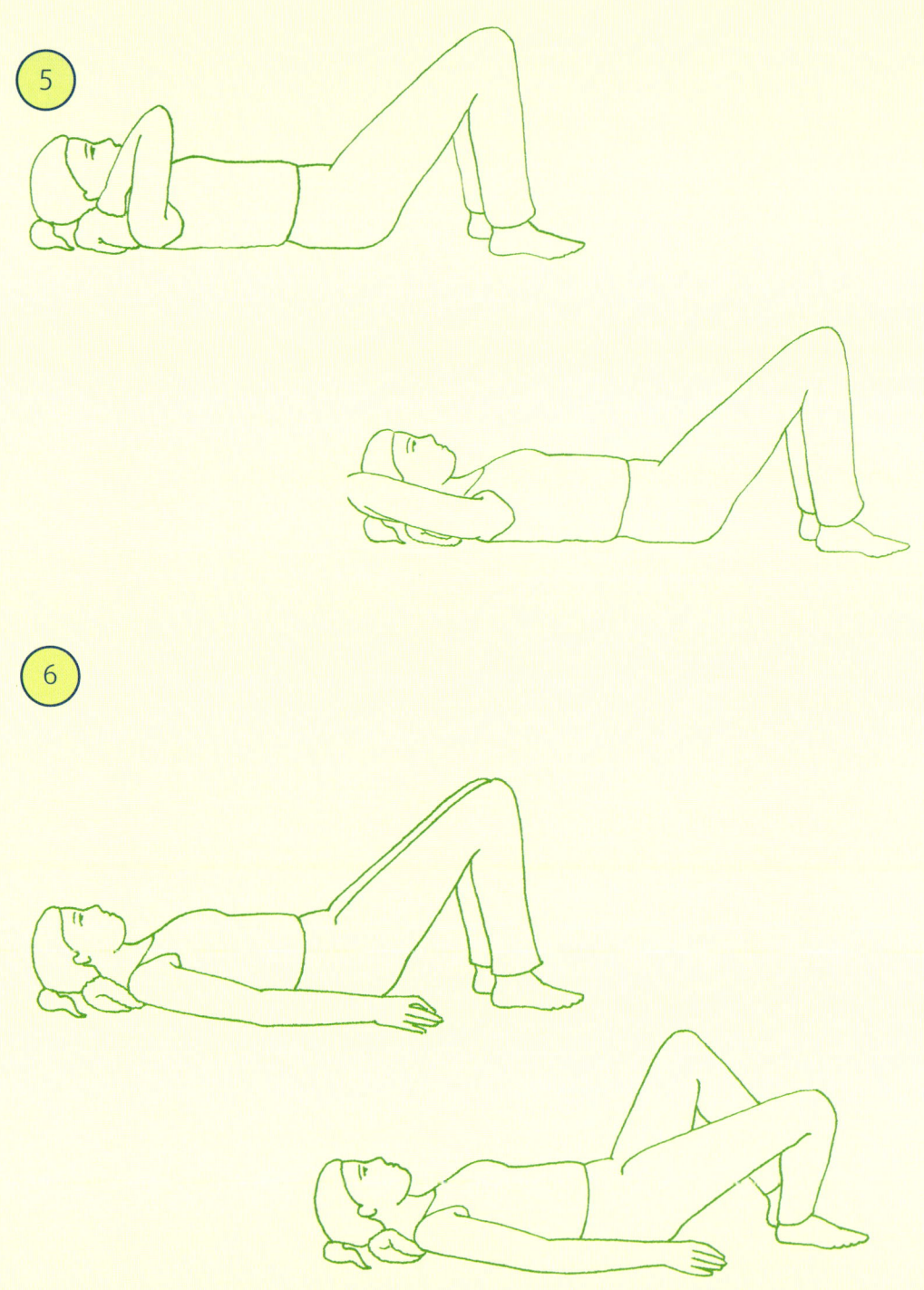

5. Die Ellbogen fallen lassen

Ausgangsstellung:
- In Rückenlage stellen Sie beide Beine mit Beugung in Hüft- und Kniegelenk auf.
- Die Arme verschränken Sie locker im Nacken, die Ellbogen zeigen nach vorne (siehe Zeichnung oben).

Ausführung:
- Nun lassen Sie die Ellbogen behutsam so weit wie möglich zur Seite (neben dem Kopf) auseinanderfallen (siehe Zeichnung unten).
- Bitte beachten: Ziehen Sie nicht am Nacken!
- Dann wandern die Ellbogen wieder zurück in die Ausgangsstellung.

Trainingseinheit:
Halten Sie die Dehnung mindestens eine halbe Minute.

6. Die Beine fallen lassen

Ausgangstellung:
- In Rückenlage stellen Sie beide Beine auf.
- Die Füße und die Knie stehen zusammen (siehe Zeichnung oben).

Ausführung:
- Lassen Sie die Knie vorsichtig zur Seite fallen, die Füße bleiben dabei zusammen (siehe Zeichnung unten). Spreizen Sie die Beine so weit wie möglich in den Hüften auseinander.
- Dann gehen die Knie wieder nach oben in die Ausgangsstellung.

Trainingseinheit:
Halten Sie die Dehnung mindestens eine halbe Minute.

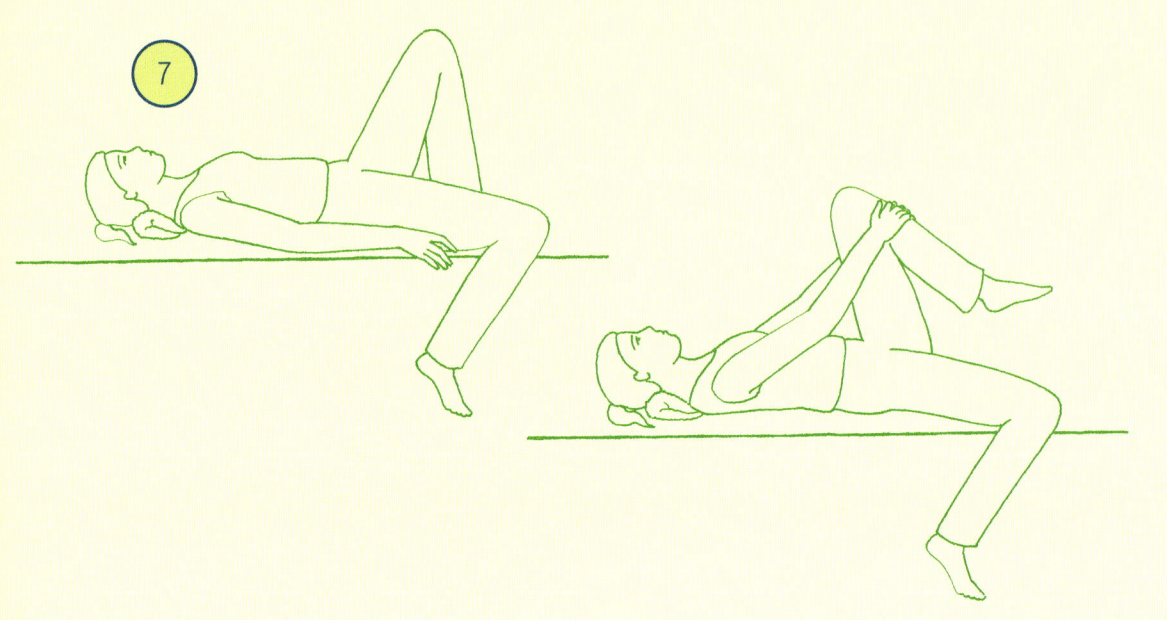

7. Ein Bein hängen lassen

Ausgangsstellung:

- Führen Sie diese Übung auf einer Liege, einer Couch oder auf einem Bett mit weicher Kante durch.
- In Rückenlage rutschen Sie mit dem Gesäß so weit wie möglich an die seitliche Kante des Bettes, der Couch oder der Liege, so dass ein Bein gebeugt aufgestellt ist und das andere draußen auf dem Boden steht oder locker herunterhängt – je nach Höhe der Liege.

Ausführung:

- Beugen Sie das Bein, das draußen steht oder hängt, so weit wie möglich; die Ferse zeigt dabei in Richtung Gesäß (siehe Zeichnung links).
- Während der Beugung dieses Beins im Kniegelenk entsteht auf der Vorderseite des Oberschenkels ein leichtes Ziehen.

- Bitte beachten: Rutschen Sie nicht zu weit an die Kante der Liege, lassen Sie Ihr Gesäß komplett auf der Unterlage.
- Das andere Bein bleibt die ganze Zeit auf der Liege aufgestellt.
- Danach wechseln Sie das Bein und führen dasselbe mit dem anderen Bein durch.

Trainingseinheit:

Halten Sie die Dehnung (das Ziehen im Oberschenkel) mindestens eine halbe Minute lang.

Für Fortgeschrittene:

Umfassen Sie das aufgestellte Bein zusätzlich mit beiden Händen unter dem Knie und ziehen Sie es leicht in Richtung Bauch (siehe Zeichnung rechts).

Übungen im Sitzen

8. Richtig sitzen

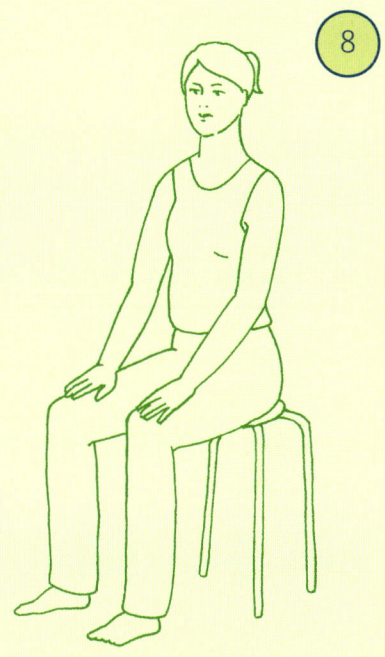

Ausgangsstellung:
- Diese und die folgenden Übungen können Sie an der Bettkante, wenn Sie auf einer genügend festen Matratze sitzen, oder auf einem Hocker (siehe Zeichnung oben) bzw. einem Stuhl (siehe Zeichnung unten) durchführen.
- Setzen Sie sich auf das vordere Drittel des Hockers, die Belastung liegt auf der Kante des Sitzmöbels.

Ausführung:
- Setzen Sie sich aufrecht hin, Ihr Oberkörper ist leicht nach vorne geneigt.
- Strecken Sie die Brust heraus.
- Ziehen Sie die Schultern nach unten, das heißt, sie sind weit weg von den Ohren.
- Blicken Sie geradeaus nach vorne.
- Grätschen Sie Ihre Beine leicht (zwischen die Knie sollen zwei bis drei Fäuste passen).
- Stellen Sie beide Fußsohlen gleichmäßig auf den Boden.

Trainingseinheit:
Bleiben Sie für einen Moment in dieser Position sitzen.

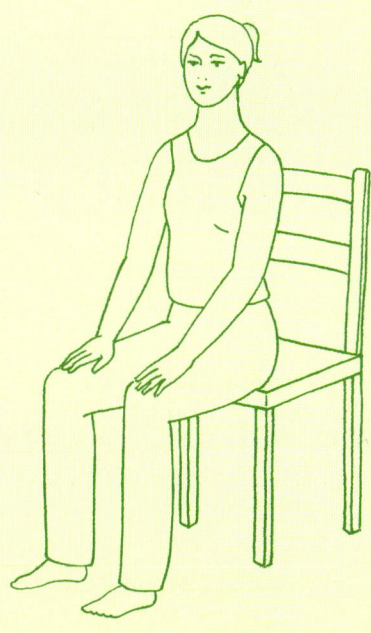

9. Ein Bein strecken

Ausgangsstellung:
- Sie sitzen auf dem vorderen Drittel des Hockers oder Stuhls wie in Übung 8.
- Ihr Rücken ist gerade, der Blick nach vorne gerichtet.
- Die Schultern sind nach unten gezogen, mit den Händen stützen Sie sich seitlich ab (siehe Zeichnung links).

Ausführung:
- Strecken Sie ein Bein nach vorne aus, die Ferse berührt nur ganz leicht kurz den Boden. Dabei strecken Sie das Knie vollständig durch und spannen die Oberschenkelmuskulatur an. (siehe Zeichnung rechts).

- Dann geht das Bein wieder zurück in die Ausgangsstellung.
- Nun strecken Sie das andere Bein aus und so weiter.
- Bitte beachten: Kontrollieren Sie Ihre Sitzposition immer wieder und gehen Sie nicht ins Hohlkreuz.

Trainingseinheit:
Strecken Sie jede Seite abwechselnd zehnmal, legen Sie eine kurze Pause ein und machen Sie dann noch einen Durchgang.

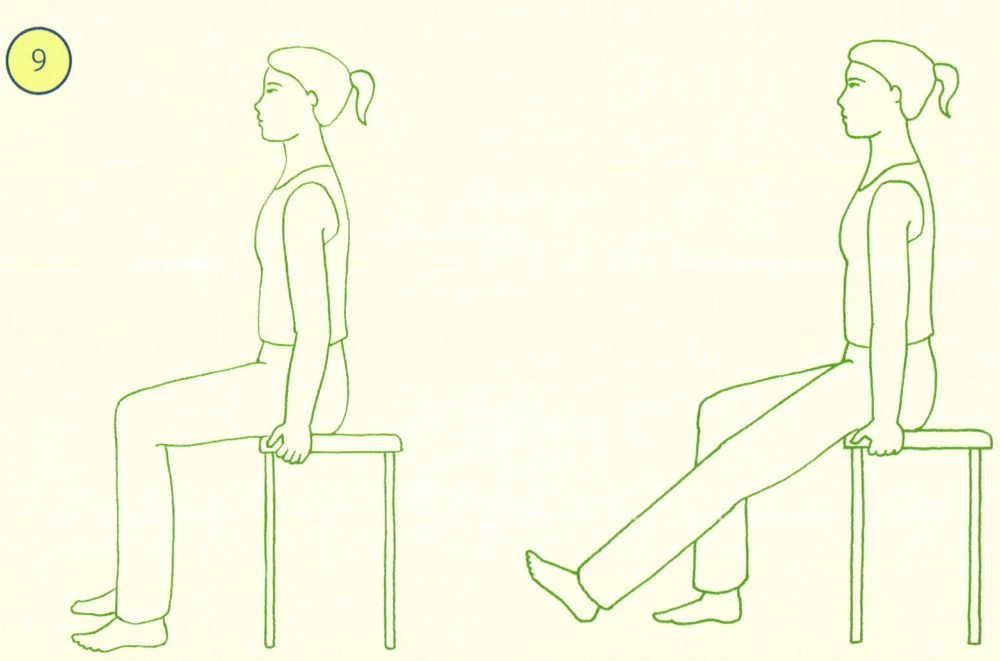

10. Ein Bein anheben

Ausgangsstellung:
- Sie sitzen wie in der vorherigen Übung aufrecht.
- Außerdem stützen Sie sich mit den Händen seitlich ab (siehe Zeichnung links).

Ausführung:
- Heben Sie je ein Bein im Wechsel gebeugt so weit Sie können nach oben an und halten Sie es für 5 Sekunden oben (siehe Zeichnung rechts); senken Sie das Bein dann wieder.
- Dabei entsteht eine Gehbewegung auf der Stelle.

Trainingseinheit:
Nachdem Sie jedes Bein zehnmal maximal angehoben haben, machen Sie eine kurze

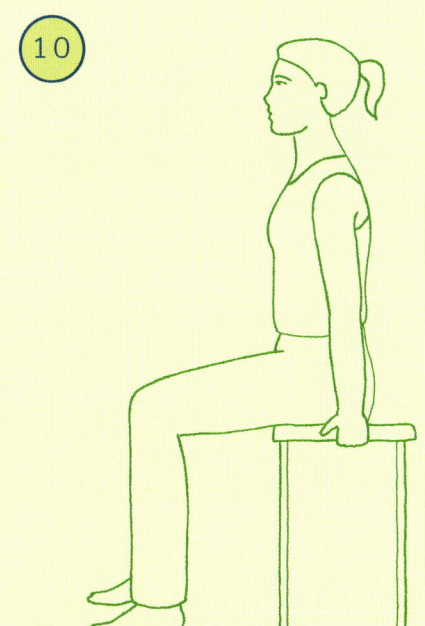
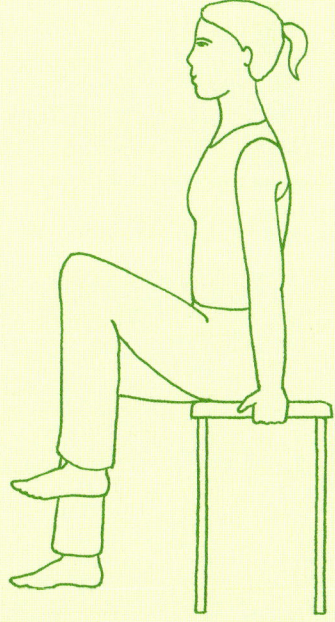

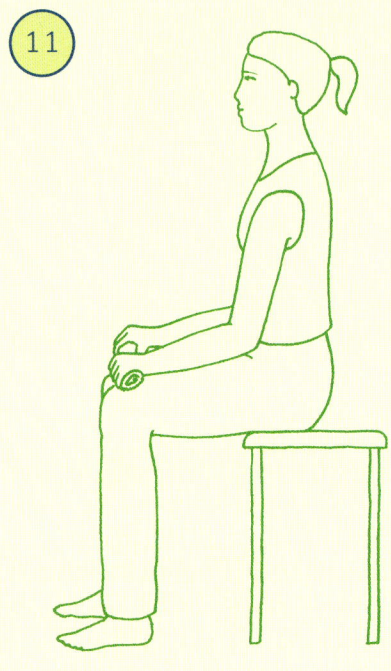

Pause und wiederholen alles.

11. Ein Handtuch auseinanderziehen

Ausgangsstellung:
- Sie sitzen aufrecht auf der Bett- oder Stuhlkante.
- Nehmen Sie ein Handtuch in beide Hände und halten Sie es straff an beiden Enden fest (siehe Zeichnung oben).
- Heben Sie die Arme gestreckt nach vorne auf Schulterhöhe an, die Ellbogen sind gestreckt, die Daumen zeigen zueinander.

Ausführung:
- Versuchen Sie nun, das Handtuch für mindestens 5 Sekunden möglichst kräftig auseinanderzuziehen (siehe Zeichnung unten).
- Bitte beachten: Lassen Sie während der Übung die Arme nicht fallen, die Ellbogen bleiben die ganze Zeit gestreckt; seien Sie auch auf die richtige Sitzposition und eine gerade Haltung bedacht. Die Körperspannung soll gehalten werden.

Trainingseinheit:
Führen Sie 10 Anspannungen in Folge durch, ohne die Arme zu senken; machen Sie eine kurze Pause und dann noch einmal 10 Anspannungen.

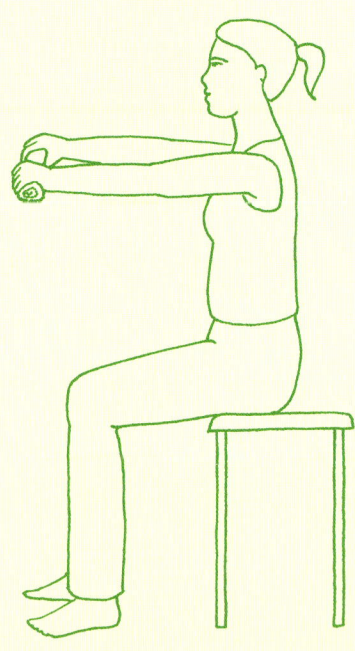

Übungen im Stand

12. Ein Bein bewegen

Ausgangsstellung:

- Sie stellen sich aufrecht mit gestreckten Beinen hin, die Füße sind parallel nebeneinander.
- Verteilen Sie Ihr Körpergewicht gleichmäßig auf beide Fußsohlen.
- Zur besseren Gleichgewichtskontrolle sollten Sie sich an einem Tisch oder einem anderen Möbelstück leicht festhalten.
- Beugen Sie beide Beine etwas an.

Ausführung:

- Das Bein, das nahe am Möbelstück steht, bleibt die ganze Zeit im Kniegelenk leicht gebeugt, es ist nun Ihr Standbein.
- Das andere Bein führen Sie gestreckt im Wechsel nach vorne und hinten, nach innen und außen.
- Nur die Zehenspitze des sich bewegenden Beins berührt vorne, hinten, innen und außen den Boden.
- Bitte beachten: Das Standbein soll unbedingt die ganze Zeit über im Kniegelenk leicht gebeugt sein.
- Dann drehen Sie sich um, und das andere Bein wird aktiv.

Trainingseinheit:

Machen Sie mit dem einen Bein jeweils drei Durchgänge und legen Sie dann eine kurze Pause ein, in der Sie beide Beine ausschütteln; danach führt das andere Bein die Bewegungen durch, wieder insgesamt dreimal in alle Richtungen.

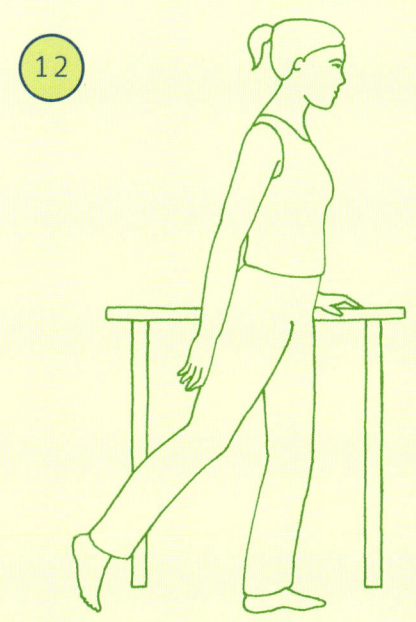
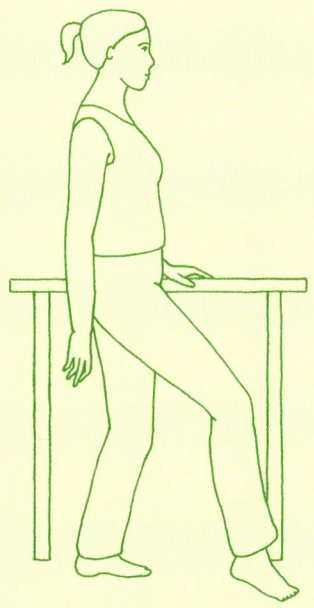

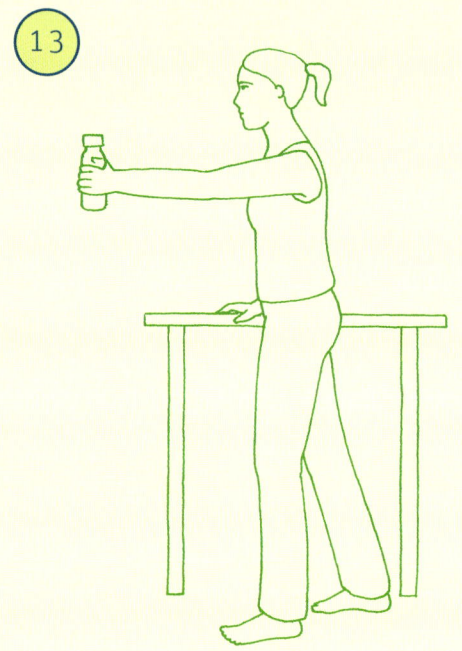
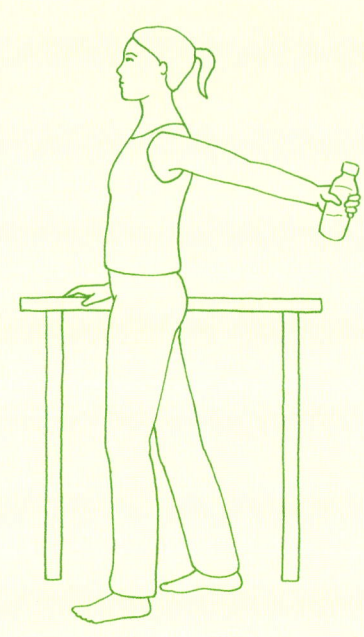

13. Einen Arm pendeln

Ausgangsstellung:
- Sie stellen sich aufrecht hin, die Beine sind leicht abgespreizt.
- Mit einer Hand und wenig gebeugtem Arm stützen Sie sich an einem Möbel stück ab.
- In der anderen Hand halten Sie eine wenig gefüllte Wasserflasche.

Ausführung:
- Sie strecken den Arm, mit dem Sie die Flasche halten, so weit wie möglich nach vorne (siehe Zeichnung links).
- Dann pendeln Sie den Arm nach hinten (siehe Zeichnung rechts), nach außen und nach innen.

- Bauen Sie zwischendurch kurze Stopps ein, das heißt, Sie halten mit dem Arm jeweils in der Zielstellung (vorne, hinten, innen und außen) kurz inne.
- Bitte beachten: Lassen Sie den aktiven Arm stets gestreckt und halten Sie Ihren Rücken gerade.

Trainingseinheit:
Bewegen Sie jeden Arm etwa eine Minute lang und bauen Sie immer wieder kurze Stopps ein.

14. Eine Schulter aufdehnen

Ausgangsstellung:

- Sie stehen aufrecht in einem Türrahmen.
- Der rechte Unterarm liegt am rechten Türrahmen bzw. an der Wand ganz flach an, der rechte Ellbogen und die rechte Schulter sind auf einer Höhe, die rechte Hand zeigt nach oben.
- Das linke Bein steht vorne, das rechte hinten.

Ausführung:

- Um die rechte Seite aufzudehnen, verlagern Sie Ihr Gewicht etwas auf das linke, weiter vorne stehende Bein und beugen es ein wenig an.

- Es entsteht ein leichtes Ziehen in der rechten vorderen Achsel und Schulter.
- Bitte beachten: Der Rumpf bleibt gerade und dreht sich während der Dehnung nicht.
- Dann führen Sie dasselbe mit der linken Seite durch.

Trainingseinheit:

Halten Sie jede Dehnung mindestens eine halbe Minute.

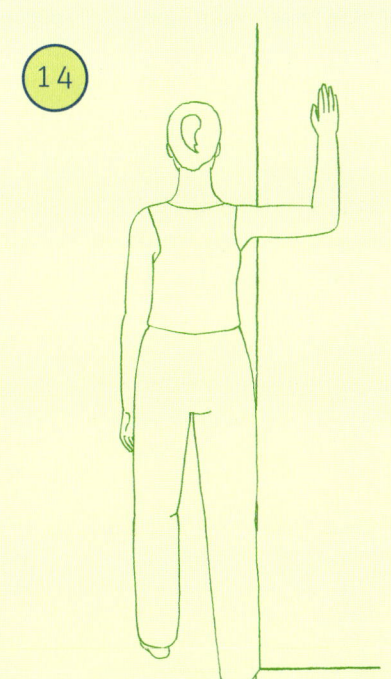
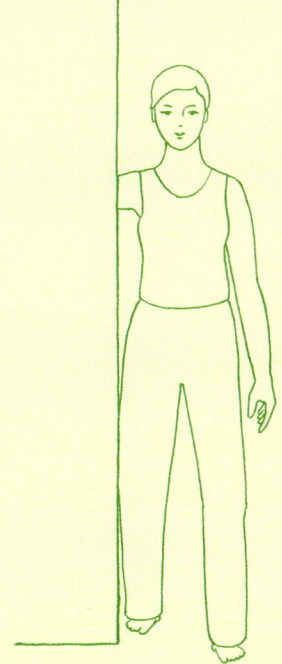

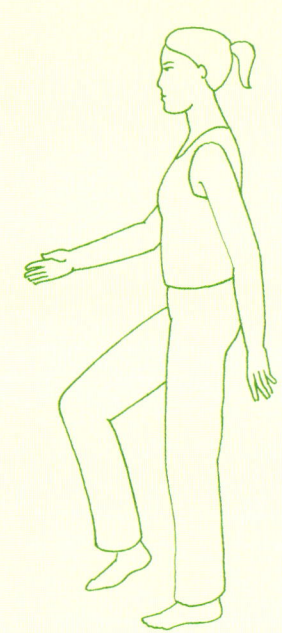

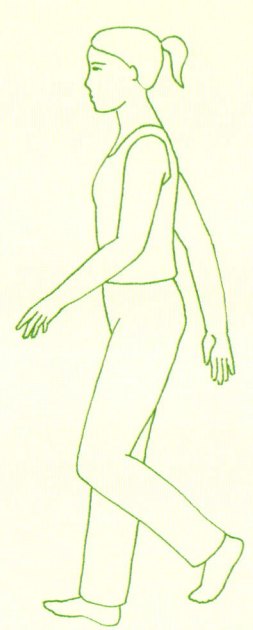

15. Zügig gehen

Ausgangsstellung:
- Sie stehen aufrecht.
- Die Arme hängen locker am Körper herunter.

Ausführung:
- Sie gehen zügig im Raum oder im Freien herum.

- Lassen Sie die Arme dabei locker vor- und zurückpendeln.

Trainingseinheit:
Gehen Sie 40 Schritte in zügigem Tempo und beenden Sie damit Ihr Programm »Fit in den Tag«.

Workouts für zwischendurch

Während Ihres Alltags, insbesondere nach längerem Sitzen, sollten Sie immer wieder zwischendurch ein paar Übungen machen. Suchen Sie sich einige aus den nachfolgenden Beispielen heraus. Wichtig ist, dass Sie während der einzelnen Übungen und auch danach keine zusätzlichen Beschwerden an Ihren Gelenken verspüren. Sind Sie nicht sicher, ob Ihnen die eine oder andere Übung guttut, dann fragen Sie vorsichtshalber Ihren Orthopäden.

Gymnastik für einzelne Gelenke

Bevor Sie sich nun den Übungen zuwenden, hier noch ein paar Tipps, wie Sie einzelne Gelenke zwischendurch – beispielsweise im Büro – mobilisieren und kräftigen können. Vor allem wenn die Gelenke bereits arthrotische Veränderungen aufweisen, sind die folgenden kurzen Workouts empfehlenswert.

Fingergelenke: Stellen Sie die äußere Handkante seitlich auf den (Schreib-)Tisch; strecken Sie den Zeigefinger, dann zusätzlich den Mittelfinger und danach den Ringfinger, dann den Kleinfinger. Im nächsten Schritt gehen die Finger in umgekehrter Reihenfolge zurück in die Ausgangsposition. Wiederholen Sie diesen Ablauf zehnmal mit jeder Hand.

Daumengrundgelenk: Strecken Sie Ihre Hand, spreizen Sie den Daumen ab und führen Sie ihn dann so weit wie möglich zur Handinnenfläche; vielleicht gelingt es Ihnen sogar, den Ansatz Ihres kleinen Fingers zu erreichen? Dann bringen Sie den Daumen zurück in die Ausgangsposition und wiederholen alles mit jeder Hand 20-mal.

Handgelenk: Legen Sie die Unterarme auf den (Schreib-)Tisch, die Handflächen zeigen nach oben. Heben Sie nun eine Hand gestreckt nach oben, so dass die Fingerspitzen zur Decke zeigen, der Unterarm bleibt dabei liegen. Dann legen Sie Ihr Handgelenk wieder ganz locker zurück. Wiederholen Sie alles mit jeder Hand 15-mal. Anschließend kreisen Sie Ihre Hand zehnmal im Handgelenk.

Ellbogen: Winkeln Sie im Sitzen den rechten Arm im Ellbogen und im Handgelenk so weit an, bis Sie mit den Fingern die rechte Schulter berühren können; Ihr Ellbogen ist dabei nach vorne gerichtet. Strecken Sie dann den Arm maximal im Ellbogen. Wiederholen Sie die Übung auf jeder Seite zehnmal.

TIPP

STABILE SITZGELEGENHEIT

Wählen Sie für die Übungen auf den nächsten Seiten bitte einen Stuhl mit fester Rückenlehne, der sicher auf dem Boden steht und auf dem Sie stabil sitzen können. Ein Bürostuhl auf Rollen oder mit beweglicher Sitzfläche ist nicht geeignet.

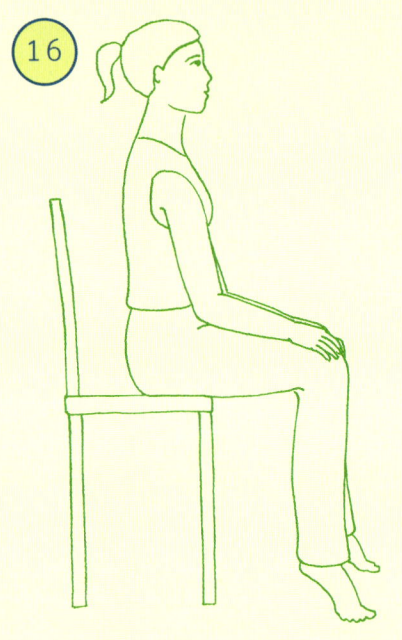

Übungen im Sitzen

16. Die Fußgelenke kräftigen

Ausgangsstellung:
- Setzen Sie sich auf das vordere Drittel des Stuhls. Vorsicht bei Stühlen, bei denen die vordere Kante abgerundet ist!
- Grätschen Sie die Beine leicht, wobei Ihre Hüft- und Kniegelenke jeweils etwa 90 Grad oder mehr angewinkelt sind.
- Richten Sie Ihren Oberkörper gerade auf.
- Legen Sie Ihre Hände locker auf die Oberschenkel.

Ausführung:
- Stellen Sie die Füße zuerst so weit wie möglich auf die Zehenspitzen (siehe Zeichnung oben).
- Wechseln Sie dann auf die Fersen, wobei Sie beide Vorfüße maximal hochziehen (siehe Zeichnung unten).
- Versuchen Sie, die Bewegung im höchstmöglichen Ausmaß durchzuführen.
- Bitte beachten: Denken Sie daran, während der gesamten Übung gerade zu sitzen und die Schultern nicht hochzuziehen, sondern nach unten.

Trainingseinheit:
Wechseln Sie zehnmal zwischen Zehen- und Fersenstand.

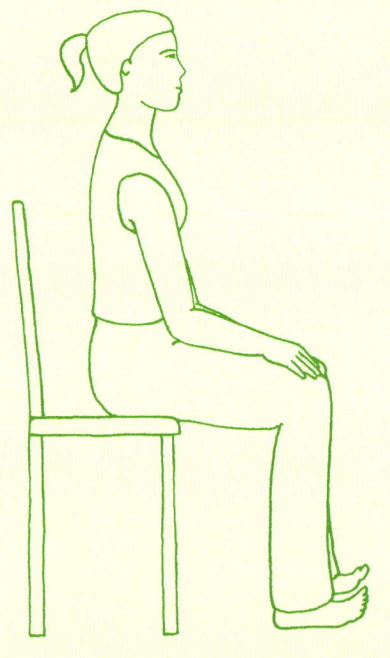

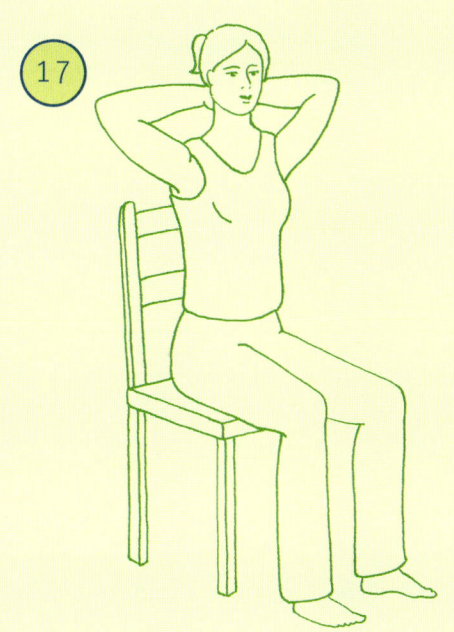

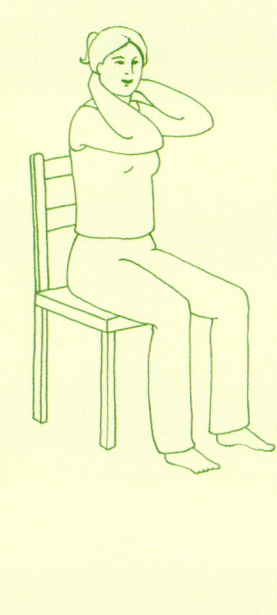

17. Die Schultern aufdehnen

Ausgangsstellung:
- Setzen Sie sich sicher mit geradem Rücken ganz auf die Sitzfläche.
- Verschränken Sie die Hände hinter dem Kopf.

Ausführung:
- Nehmen Sie die Ellbogen weit nach hinten, atmen Sie dabei kräftig ein und richten Sie den Rücken noch weiter auf (siehe Zeichnung links).
- Atmen Sie aus und lassen Sie die Spannung im Oberkörper sowie in den Schultern nach, die Ellbogen gehen entspannt nach vorne (siehe Zeichnung rechts).
- Mit der nächsten Einatmung beginnen Sie die Ausführung von vorne.

Trainingseinheit:
Machen Sie die Übung insgesamt fünfmal hintereinander.

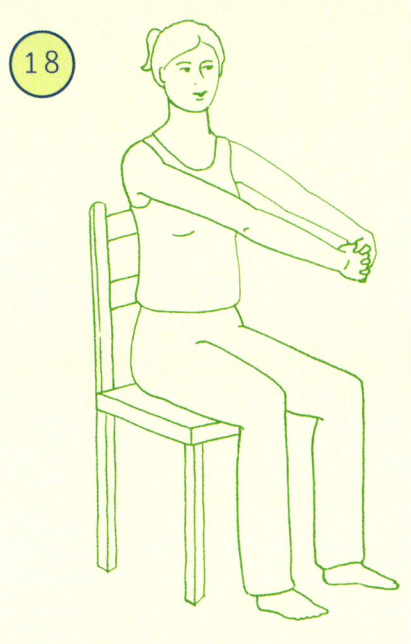

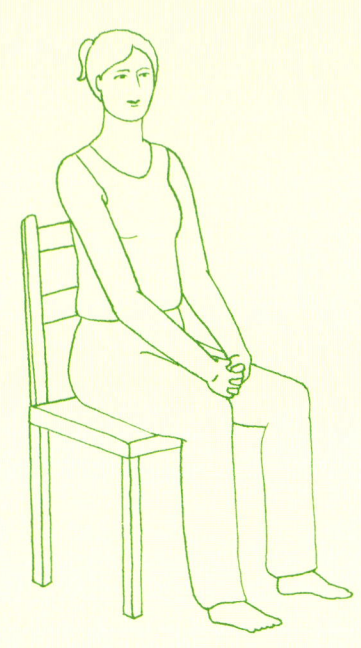

18. Die Schultern lockern

Ausgangsstellung:
- Sie sitzen wie bei der vorherigen Übung sicher auf dem Stuhl.
- Denken Sie daran, den Oberkörper aufzurichten.

Ausführung:
- Verschränken Sie die Finger oder legen Sie die Hände aufeinander und strecken Sie die Arme vor dem Körper aus, so dass die Handflächen von Ihnen weg nach vorne zeigen.
- Versuchen Sie, die Ellbogen so gut wie möglich durchzustrecken (siehe Zeichnung links).
- Halten Sie die Spannung für 5 Sekunden, lassen Sie dann wieder locker und senken Sie die Arme ab (siehe Zeichnung rechts).

Trainingseinheit:
Wiederholen Sie die Übung in langsamem Tempo fünfmal.

Übungen im Stehen

19. Arme und Rumpf anspannen

Ausgangsstellung:
- Für diese Übung benötigen Sie den Stuhl nicht. Stellen Sie sich aufrecht dahinter (siehe Zeichnung links).
- Legen Sie beide Hände seitlich an die Oberschenkel, und zwar in Hüfthöhe, dorthin, wo Sie jeweils die Oberschenkelknochen spüren.

Ausführung:
- Richten Sie Ihren Oberkörper gerade auf.

- Drücken Sie nun mit den Händen gegen die Oberschenkel und spannen Sie dabei gleichzeitig die Armmuskulatur sowie die gesamte Rumpfmuskulatur an (siehe Zeichnung rechts).
- Halten Sie die Spannung für 5 Sekunden und lassen Sie dann wieder locker.

Trainingseinheit:
Wiederholen Sie die Ausführung insgesamt fünfmal.

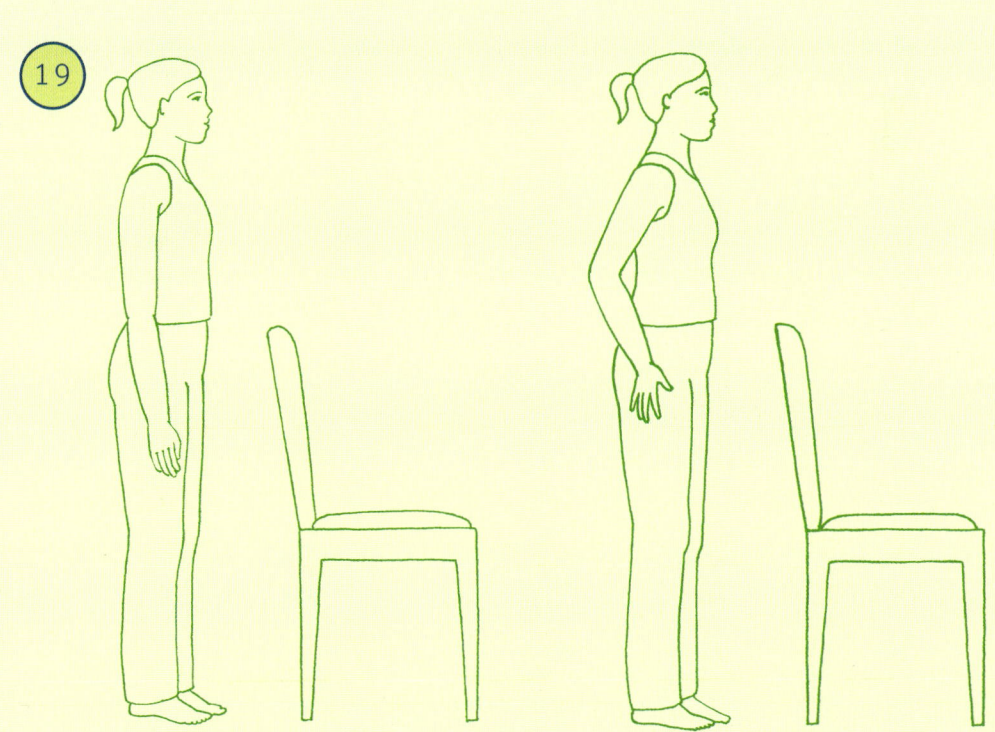

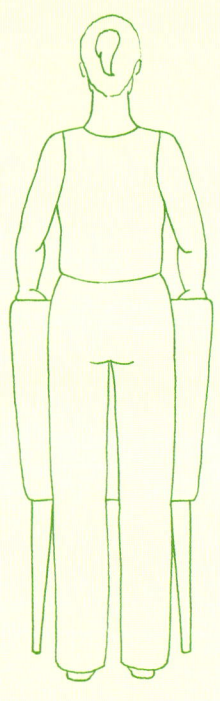

20. Ein Bein abspreizen

Ausgangsstellung:
- Stellen Sie sich hinter den Stuhl (der Stuhl muss fest stehen!).
- Halten Sie sich mit den Händen an der Oberkante der Rückenlehne fest (siehe Zeichnung oben).

Ausführung:
- Verlagern Sie Ihr Körpergewicht auf ein Bein und spreizen Sie das andere Bein so weit zur Seite ab, wie Sie können (siehe Zeichnung unten).
- Halten Sie die maximale Abspreizung 5 Sekunden.
- Bitte beachten: Stehen Sie immer sicher auf dem Standbein.
- Wechseln Sie dann das Bein.

Trainingseinheit:
Spreizen Sie jedes Bein fünfmal ab.

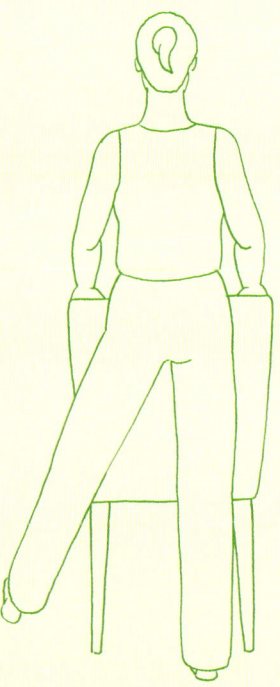

21. Ein Bein strecken

Ausgangsstellung:
- Stellen Sie sich hinter den Stuhl (der Stuhl muss fest stehen!).
- Legen Sie die rechte Hand auf die Oberkante der Rückenlehne und die linke bequem seitlich an den Beckenknochen.
- Die Füße stehen parallel.

Ausführung:
- Das rechte Bein ist Ihr Standbein; das linke Bein beugen Sie im Kniegelenk, so dass die Zehenspitzen bzw. der vordere Schuhteil hinter dem Körper auf den Boden kommt (siehe Zeichnung oben).
- Strecken Sie dann das linke Knie und prüfen Sie währenddessen mit der linken Hand, die am Beckenknochen liegt, dass das Becken nicht nach vorne kippt und Sie in der Lendenwirbelsäule kein Hohlkreuz machen (siehe Zeichnung unten).
- Führen Sie die Übung danach mit der anderen Seite durch.

Trainingseinheit:
Absolvieren Sie insgesamt fünf Durchgänge.

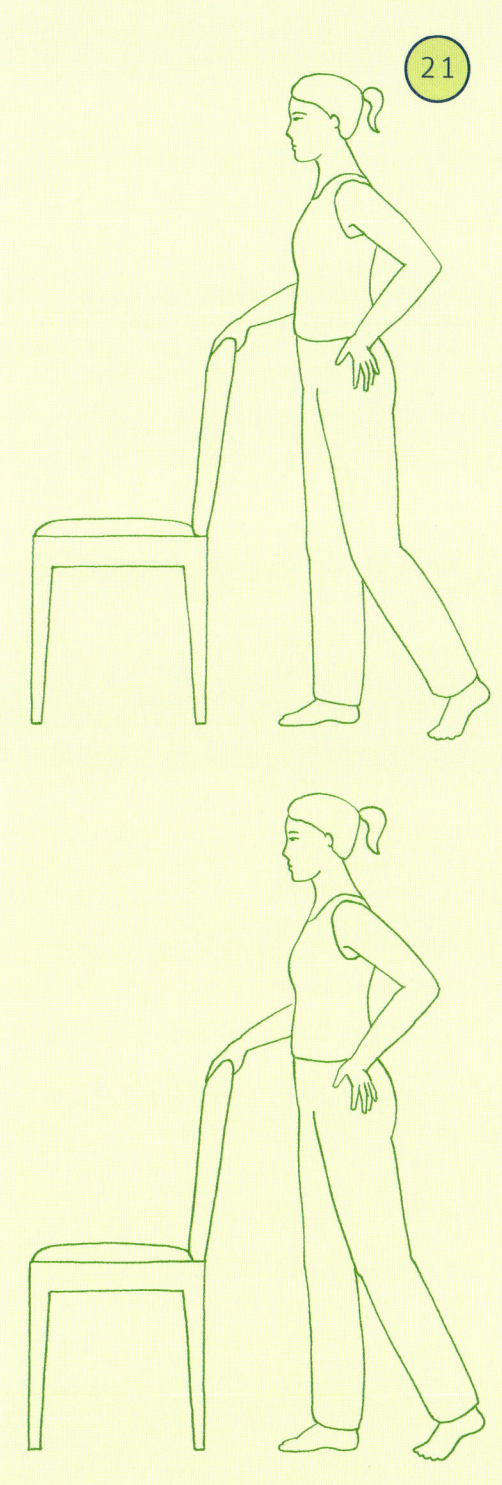

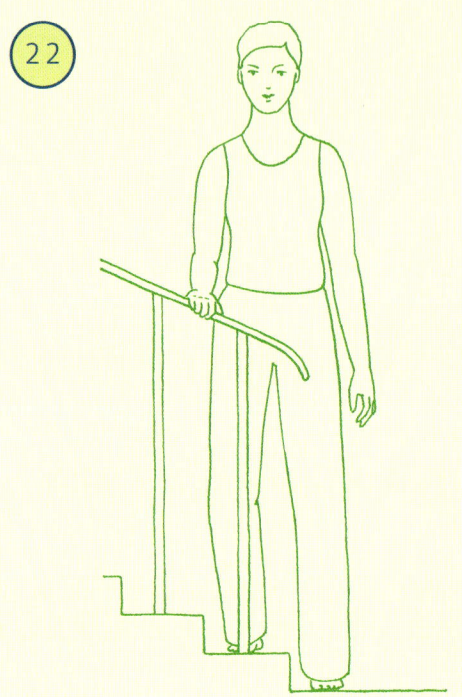
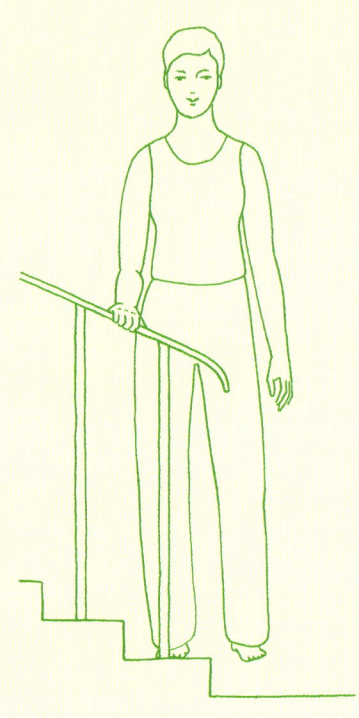

22. Ein Bein pendeln lassen

Ausgangsstellung:
- Stellen Sie sich seitlich mit dem rechten Fuß auf die unterste Stufe einer Treppe. Das linke Bein steht (noch) auf dem Boden.
- Mit der rechten Hand halten Sie sich am Geländer fest (siehe Zeichnung links).

Ausführung:
- Drücken Sie das rechte Bein durch, so dass das linke in der Luft schwebt.
- Halten Sie das linke Bein so gut wie möglich gestreckt und lassen Sie es nach vorne und nach hinten pendeln (siehe Zeichnung rechts).

- Wiederholen Sie die Übung in gleicher Weise mit der anderen Seite, so dass das rechte Bein vor- und zurückschwingt.

Trainingseinheit:
Jedes Bein darf etwa eine halbe Minute lang nach vorne und nach hinten pendeln.

Sport trotz Gelenk-beschwerden?

Sportliche Betätigung ist auch bei Gelenk-erkrankungen grundsätzlich zu empfeh-len. Durch die gezielte Aktivität kräftigen Sie Ihre Muskeln. Es finden adaptative (lat. adaptare = anpassen) Vorgänge statt, mit denen Koordination und Kondition verbessert werden. Die Steigerung der körperlichen Leistungsfähigkeit schließt auch die Verbesserung der Herz- und Lungenfunktion mit ein. Außerdem sollte die psychologische und soziale Wirkung nicht unterschätzt werden. Mit zuneh-mender Fitness fühlen Sie sich wohler und zufriedener. Der Gewinn an Ausdauer, Kraft und Koordination wirkt sich auch positiv auf Ihre sonstige aktive Lebensge-staltung aus, Sie kommen ganz generell mit den Belastungen im Alltag besser zurecht.

Gefahren und Empfehlungen

Es ist sehr schwer, Ratschläge zu geben, welche Sportart Sie am besten bei welchen Gelenkbeschwerden betreiben sollten. Dies hängt zum einen von der Ausprä-gung Ihrer Beschwerden an den betroffe-nen Gelenken ab, zum anderen von der Geschicklichkeit, die Sie bereits für die verschiedenen Sportarten besitzen. Am besten lassen Sie sich von Ihrem behan-delnden Arzt sagen, wie es um Ihre per-sönliche Sportfähigkeit bestellt ist, in wel-chem Ausmaß und auf welche Weise Sie aktiv sein dürfen und sollten. Eine Hilfe ist für Sie vielleicht auch die Tabelle auf

den Seiten 88 und 89, der Sie entnehmen können, wie stark die Belastung für die einzelnen Gelenke bei diversen Sportarten ist. Es versteht sich, dass jemand, der schon vor der Gelenkerkrankung sportlich aktiv war und die spezifischen Bewe-gungsabläufe kennt, besser zurecht-kommt. Der geübte Sportler hat auch Möglichkeiten, seinen individuellen Stil auf die betreffende Sportart einzustellen. Er weiß, was er meiden muss.

Wichtig ist, dass Sie gut überlegen, welche sportliche Aktivität der Gesundheit Ihrer Gelenke mehr nützt als schadet. Meiden

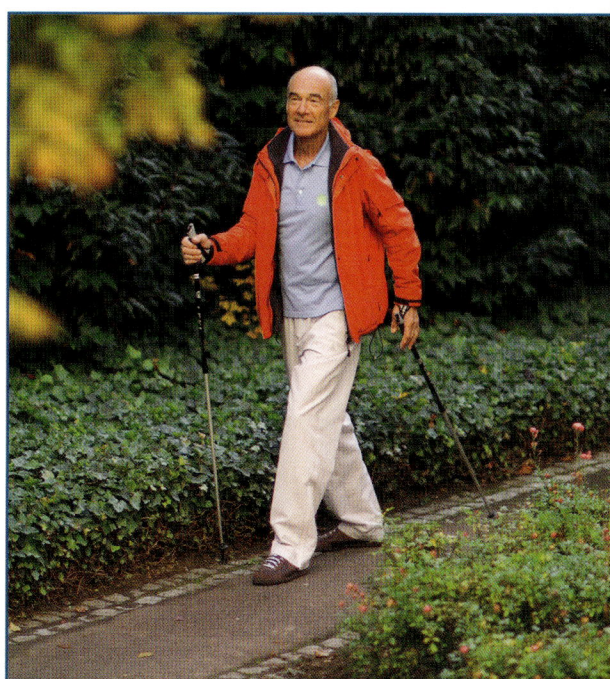

Walking ist der perfekte Ausgleich für Menschen, die lange sitzen. Sie stärken dabei nicht nur viele Muskeln, sondern entspannen auch Körper und Geist.

Sie vor allem Überbeanspruchungen. Sind Sie nämlich vollkommen erschöpft, so verlieren Ihre Muskeln an Kraft, und die sichere Gelenkführung ist nicht mehr gewährleistet. Regelmäßige Pausen sind daher ganz wichtig. Und lassen Sie es außerdem nicht so weit kommen, dass Sie während des Sports oder hinterher Schmerzen oder womöglich Schwellungen an den Gelenken verspüren. Denn dann haben Sie sich zu viel zugemutet und müssen unbedingt kürzertreten.

Haben Sie Probleme an den Beingelenken, sollten Sie grundsätzlich Sportarten vermeiden, die eine Stop-and-Go- oder Sprungbelastung mit sich bringen. Nur bei gering ausgeprägter Arthrose in einem sicher beschwerdefreien Intervall dürfen Sie bei guter Muskulatur und ausreichender Koordination eine derartige Belastung erproben.

Die Sportfähigkeit bei Aktivitäten mit vermehrter Beanspruchung, wie beispielsweise Mannschaftssportarten, sollten Sie mit Ihrem behandelnden Arzt absprechen. Bedenken Sie, dass bei schnellen Mannschaftssportarten eine erhöhte Verletzungsgefahr durch Fremdeinwirkung besteht.

Nehmen Sie auf keinen Fall Medikamente ein, um Sport treiben zu können! Konzentrieren Sie sich dann lieber auf einfache gymnastische Übungen und lassen Sie es nicht zu sportbedingten Überbelastungen kommen.

Meiden Sie grundsätzlich bei allen sportlichen Aktivitäten Extrembewegungen der Gelenke sowie Verdrehungen.

Die Sportfähigkeit nach Gelenkersatz ist noch weniger pauschal zu beantworten. Was in der späteren Phase empfohlen werden kann, hängt ganz von der Art der Prothesenversorgung und den individuellen Verhältnissen ab. Mit dem neuen Gelenk sind Sie ganz allgemein beweglicher und belastbarer als vorher. In der Regel können Sie damit Rad fahren, schwimmen und wandern. Sind Sie besonders geübt, können Sie sich nach einer Prothesenimplantation sogar wieder alpines Skifahren zutrauen, allerdings nur mit gleichförmigen Bewegungen ohne große Stoßbelastung, also keine Buckelpiste. Wenn die Prothesenimplantation eine Wechseloperation war, sollten Sie Sport mit Erschütterungen grundsätzlich vermeiden. Auch bei ungenügender Gelenkstabilität, schwachen Muskelverhältnissen und Übergewicht verzichten Sie besser auf sportliche Betätigung.

An dieser Stelle sei nochmals darauf hingewiesen, dass die individuelle Entscheidung zur sportlichen Belastbarkeit mit dem behandelnden Arzt getroffen werden sollte.

INFO

RICHTIG SPORT TREIBEN BEI ARTHROSE

- Regelmäßig Pausen einlegen.
- Überbeanspruchungen meiden.
- Schmerzen oder Schwellungen sind Zeichen einer Überlastung.
- Ballsportarten erhöhen die Verletzungsgefahr.
- Bei Unsicherheit den Arzt befragen.

Glossar

■ **Impingement-Syndrom:** Impingement bedeutet Einklemmung; als Syndrom wird ein Komplex verschiedener Krankheitszeichen (Symptome) bezeichnet; ein Impingement kann an allen Gelenken auftreten. Die Beweglichkeit kann sowohl durch Weichgewebe als auch durch Knochen eingeschränkt sein.

■ **Extension:** Streckung; die Bewegungsrichtung der Wirbelsäule in Rückneigung

■ **Thrombose:** Blutgerinnsel mit der Gefahr der Lösung und Verlegung von Lungenarterien (Embolie).

■ **Scharniergelenk:** Z. B. das Fingermittelgelenk; aufgrund der straffen seitlichen Bandführung kann es nur in einer Ebene (Streckung und Beugung) bewegt werden.

■ **Kugelgelenk:** Z. B. das Hüftgelenk; es kann in allen drei Ebenen, in 6 Bewegungsrichtungen (Streckung und Beugung, Ab- und Anspreizung, Innen- und Außenrotation) bewegt werden.

■ **Agonist und Antagonist:** Für eine Bewegung ist das Zusammenspiel zweier gegensätzlich wirkender Muskeln oder Muskelgruppen notwendig; der Agonist (Spieler) führt eine Bewegung aus, während der Antagonist (Gegenspieler) dafür sorgt, dass die Bewegung gebremst werden oder in die Gegenrichtung erfolgen kann.

■ **Arthrose:** Abnutzung oder Verschleißerscheinung an einem oder mehreren Gelenken mit Knorpel-Knochen-Veränderungen in vier Stadien, die man Chondromalaziegrade nennt.

■ **Chondromalazie:** Knorpelveränderung bei Arthrose, die in vier Stadien eingeteilt wird.

■ **Osteophyten:** Knöcherne Zacken oder Wülste die sich bei Arthrose in den Randbereichen der Gelenkflächen am Knochen bilden.

■ **Rheuma:** Sammelbegriff für die entzündlichen Erkrankungen des sogenannten rheumatischen Formenkreises; es gibt unterschiedliche Veränderungen und Ausprägungen. An Gelenken ist charakteristischerweise die Schleimhaut betroffen. Das entzündliche Gewebe kann den Gelenkknorpel von der Seite her überwuchern und zerstören.

■ **Degeneration:** Verschleiß eines Gelenks; Begriff wird in der Regel verwendet, wenn das altersübliche Ausmaß überschritten wird.

■ **Krepitationen:** Reibegeräusche in einem Gelenk bei Durchbewegung.

■ **Sklerosierung:** Knochenverdichtung unter dem Gelenkknorpel (subchondral) bei Arthrose.

■ **Arthroskopie:** Gelenkspiegelung; minimalinvasive Operationsmethode, bei der man das Gelenkinnere mit einer Kamera vergrößert dargestellt sieht und mit Miniaturinstrumenten operieren kann.

- **Meniskus:** Scheiben- oder halbmondförmiger Faserknorpel in einem Gelenk; teilt im Gegensatz zum Diskus die Gelenkhöhle nur unvollständig; mögliche Meniskusverletzungen am Knie sind beispielsweise der Längsriss, der Korbhenkelriss, der Lappenriss oder der Querriss; diese werden durch Entfernung der zerstörten Substanz operativ behandelt.

- **Cup:** Kappe; Prothesenteil, mit dem die Gelenkoberfläche z. B. des Oberarmkopfes oder des Hüftkopfes ersetzt wird.

- **CPM:** »Contiuous passive motion«; Bewegungsschiene, die eine automatische passive Mobilisierung eines Gelenks bewirkt.

- **Hyaluronsäure:** Wichtigster Bestandteil der Gelenkflüssigkeit (Synovia), die auch Baustein des Gelenkknorpels ist.

- **Shaver:** Instrument, das während einer Arthroskopie in das Gelenk eingebracht wird, um Gewebe anzusaugen und abzuschneiden; mit dem Shaver glättet man beispielsweise einen aufgefaserten Meniskusrand oder eine raue Knorpeloberfläche, ebenso kann man Schleimhaut flächenhaft abtragen.

- **Gelenkerguss:** Im Gelenkinneren sammeln sich Flüssigkeit und/oder Blut an; mögliche Ursachen sind z. B. mechanische Verletzungen, Fehlbelastungen oder eine Reizung der Schleimhaut; kalte Packungen und Hochlagerung des Gelenks lindern die Schmerzen; bei starker Schwellung kann auch einmal eine Punktion zur Entlastung angeraten sein.

- **Sonographie:** Ultraschalluntersuchung; dabei werden alle sogenannten Weichteile dargestellt; Knochen kann nicht durchdrungen werden; Ultraschall ist strahlungsfrei.

- **Kernspintomographie:** Genaue bildliche Darstellung der Gewebe ohne Strahlenbelastung, die auch eine Beurteilung in der Tiefe liegender Strukturen wie Bandscheiben erlaubt und eine gute Differenzierung z. B. von Muskulatur oder Narbengewebe ermöglicht.

- **Computertomographie:** Bildliche Darstellung insbesondere von knöchernen Strukturen; wird z. B. für die Beurteilung von komplizierten Oberarmkopfbrüchen genutzt.

- **Anamnese:** Detaillierte Krankengeschichte eines Patienten.

- **Rheumatoide Arthritis:** Früher chronische Polyarthritis genannt; häufigste Form der rheumatischen Gelenkveränderung.

- **Synovektomie:** Auch Synovialektomie genannt; operatives Ausschälen der erkrankten Schleimhaut eines Gelenks.

- **Synoviothese:** Verödung der Gelenkschleimhaut; wird vor allem bei entzündlichen rheumatischen Erkrankungen angewendet.

- **Stop-and-Go-Sportarten:** Z. B. Squash, Badminton, Tennis. Hierbei werden häufig Zick-Zack-Bewegungen durchgeführt, die eine besondere Belastung für die Gelenke darstellen.

■ **Wechseloperation:** Ein gelockertes künstliches Gelenk wird ausgebaut und ein neues eingesetzt.

■ **Prothese:** Verkürzter Name für »Endoprothese«, bedeutet »künstliches Gelenk«. Eine Vollprothese ist ein vollständiger Ersatz eines Gelenks; eine Teilprothese, z. B. eine unikompartimentelle Prothese des Kniegelenks, ist ein teilweiser Ersatz eines Gelenks; Endoprothesen stehen heute für fast alle Gelenke wie Hüfte, Knie, Schulter, Sprunggelenk, Ellbogengelenk und Fingergelenke zur Verfügung.

■ **Metallose:** Metallabrieb mit schwärzlicher Verfärbung des Gewebes, z. B. vom Metall des Implantats.

■ **Injektion:** Einspritzung.

■ **Interponat:** Weichteilgewebe, das den Kontakt zwischen zwei Knochen unterbindet oder im Sinne eines zwischengelagerten Teiles auch für Kunstmaterialien verwendet wird.

■ **Pannus:** Entzündlich verändertes Schleimhautgewebe bei rheumatischen Erkrankungen, das auf dem Knorpel wuchert und diesen zerstört.

Hilfreiche Adressen

Weiterführende Informationen unter:
www.uni-regensburg.de/orthopaedie
Arthrose Liga e.V.
Orthopädische Klinik für die Universität Regensburg
Kaiser-Karl V.-Allee 3
93077 Bad Abbach
Info-Telefon: 09405-182478

Literatur

Grifka, Joachim: *Die Knieschule, Selbsthilfe bei Kniebeschwerden,* Rowohlt Taschenbuch Verlag, Reinbek bei Hamburg, 8. Auflage 2002

Grifka, Joachim: *Die Schulterschule,* Rowohlt Taschenbuch Verlag, Reinbek bei Hamburg, 2004

Register

A

Abnutzung 10 f., 16, 57
- Abnutzungserscheinungen
  11 f., 19
Anlaufschmerz 12, 25, 75
Arthroskopie 37 ff., 64 f.

B

Belastungsschmerz 4, 13, 83
Bewegungsschmerzen 25, 82

C

Chondromalazie 13 ff., 19
- Stadien 13, 21, 43
Computertomogramm
  (CT) 48

D

Dehnungsschmerz 13, 23
Diagnose 23, 27
Drainage 46, 63 f.

E

Entzündung 16, 26, 31
Erkrankungen,
  rheumatische 12, 23
Ernährung 28 f., 80

F

Fehlbelastungen 19 ff.
Funktionseinschränkung 11,
  33, 75

G

Gehstützen 23 f., 67 ff.
Gelenkflüssigkeit 7 ff., 17, 35
Gelenkschleimhaut 9, 13,
  16, 25 ff.
Glukosaminkomplexe 17 f.
Großzehengrundgelenk 12,
  21, 50 ff., 83

H

Hausmittel 4, 11 f., 33 f.
Hilfsmittel 72 f., 76, 82 ff.
Hüftkopf 20 f., 37, 41,
  47, 52 ff.
Hyaluronsäure 17 f., 35

I

Impingement-Syndrom
  41, 47
Injektionen 34

K

Kernspintomogramm
  (MRT) 48 f.
Knorpeltransplantation 45 f.
Knorpelzellen 17 f.,
  30 f., 44

L

Lagerung, Hoch- 65 f.

M

Medikamente 26, 34, 67, 116
Meniskus 39, 54, 85
- Läsionen 21
- Risse 39 f.

N

Nahrungsergänzungs-
  stoffe 31

O

Omega-3-Fettsäuren 31
Operation 16, 27, 36 ff., 75
Optik 38

P

Packungen, heiß/kalt,
  12, 33 f.

R

Reibegeräusche
  (Krepitationen) 13
Rheuma 22 ff.

S

Shaver 39, 43, 46
Sprunggelenk 20, 24 f., 37 f.,
  61 f., 67 f., 75, 82, 86
Stoffwechsel 9
- Krankheiten 19 f., 29
- Störungen 20
Stop-and-Go-Sportarten 76,
  81, 87, 116
Synovektomie 27, 46 f.

T

Tasthäkchen 39
Teilprothese 56 f.
Total(endo)prothese 56 f.

U

Ultrastruktur 17, 18
Untersuchungen,
  epidemiologische 11

V

Veränderungen 12, 49, 63
- arthrotische 12, 16, 58,
  76, 107
- degenerative 47
- entzündliche 46
Verschleiß 10 ff., 19, 54, 58
Volkskrankheit 4, 10, 12
Vollprothese 55 ff.

W

Weichteilführung 40
Wirbelsäulenbeschwerden
  77, 91

Z

Zement 61 ff.
Zerstörungen des
  Gelenks 35

Liebe Leserin, lieber Leser,
hat Ihnen dieses Buch weitergeholfen? Für Anregungen, Kritik, aber auch für Lob sind wir offen. So können wir in Zukunft noch besser auf Ihre Wünsche eingehen. Schreiben Sie uns, denn Ihre Meinung zählt!

Ihr TRIAS Verlag

E-Mail Leserservice: heike.schmid@medizin-verlage.de

Adresse:
Lektorat TRIAS Verlag, Postfach 30 05 04, 70445 Stuttgart
Fax: 0711 - 8931 - 748

Bibliografische Information
der Deutschen Nationalbibliothek
Die Deutsche Nationalbibliothek verzeichnet diese Publikation in der Deutschen Nationalbibliografie; detaillierte bibliografische Daten sind im Internet
über http://dnb.d-nb.de abrufbar.

Redaktion: Birgit Kaltenthaler, München

Bildnachweis:
Umschlagfoto vorn: Corbis
Fotos im Innenteil:
Lothar Bertrams, Stuttgart: S. 2 links oben, 3 links unten, 3 rechts oben, 6, 74, 90; Creativ collection: S. 3 links oben, 36; fderib-Fotolia.com: S. 2 links unten, 10; Thomas Hytte-Fotolia.com: S. 2 rechts oben, 22; PeJo-Fotolia.com: S. 2 rechts unten, 28; Chris Meier, Stuttgart: S. 30; Tornier GmbH: S. 62; Bernhard Widmann, Stuttgart: S. 115
Mit freundlicher Genehmigung von Herrn Professor Grifka: S. 8 links, 9 unten, 14, 15, 17, 18, 21, 25, 26, 33, 39, 40, 42, 44, 45, 48, 49, 50, 51, 52, 53, 55 oben, 57, 58, 59, 60, 61, 65, 70, 71, 72, 73, 82, 83, 85
Die abgebildeten Personen haben in keiner Weise etwas mit der Krankheit zu tun.

Zeichnungen: Zeichnungen:
Gisela Rüger, München: S. 77, 78, 79, 81, 84, 92, 93, 94, 95, 96, 98, 99, 100, 101, 102, 103, 104, 105, 106, 108, 109, 110, 111, 112, 113, 114; Matthias Wagner, Baden-Baden: S. 8 rechts, 9 oben, 20, 38, 55 unten, 67, 68, 69

© 2010 TRIAS Verlag in MVS Medizinverlage Stuttgart GmbH & Co. KG
Oswald-Hesse-Straße 50, 70469 Stuttgart

Printed in Germany
Layout und Satz: griesbeckdesign, München
gesetzt in: Quark-XPress 7.5
Druck: Grafisches Centrum Cuno GmbH & Co KG; Calbe

Gedruckt auf chlorfrei gebleichtem Papier

ISBN 978-3-8304- 3592-1   1 2 3 4 5 6

Wichtiger Hinweis: Wie jede Wissenschaft ist die Medizin ständigen Entwicklungen unterworfen. Forschung und klinische Erfahrung erweitern unsere Erkenntnisse, insbesondere was Behandlung und medikamentöse Therapie anbelangt. Soweit in diesem Werk eine Dosierung oder eine Applikation erwähnt wird, darf der Leser zwar darauf vertrauen, dass Autoren, Herausgeber und Verlag große Sorgfalt darauf verwandt haben, dass diese Angabe dem Wissensstand bei Fertigstellung des Werkes entspricht.
Für Angaben über Dosierungsanweisungen und Applikationsformen kann vom Verlag jedoch keine Gewähr übernommen werden. Jeder Benutzer ist angehalten, durch sorgfältige Prüfung der Beipackzettel der verwendeten Präparate und gegebenenfalls nach Konsultation eines Spezialisten festzustellen, ob die dort gegebene Empfehlung für Dosierungen oder die Beachtung von Kontraindikationen gegenüber der Angabe in diesem Buch abweicht. Eine solche Prüfung ist besonders wichtig bei selten verwendeten Präparaten oder solchen, die neu auf den Markt gebracht worden sind. Jede Dosierung oder Applikation erfolgt auf eigene Gefahr des Benutzers. Autoren und Verlag appellieren an jeden Benutzer, ihm etwa auffallende Ungenauigkeiten dem Verlag mitzuteilen.

Die Ratschläge und Empfehlungen dieses Buches wurden vom Autor und Verlag nach bestem Wissen und Gewissen erarbeitet und sorgfältig geprüft. Dennoch kann eine Garantie nicht übernommen werden. Eine Haftung des Autors, des Verlages oder seiner Beauftragten für Personen-, Sach- oder Vermögensschäden ist ausgeschlossen.

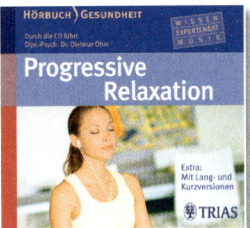
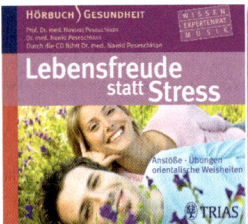
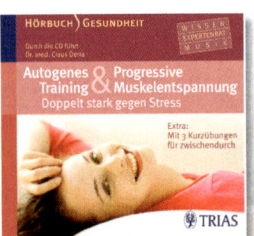
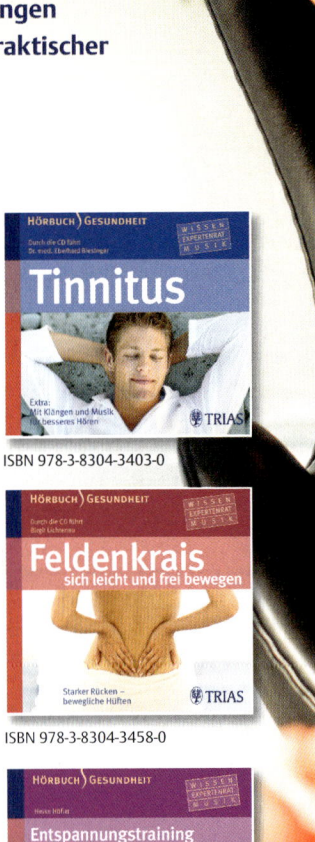
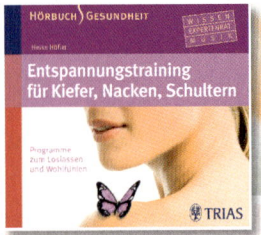
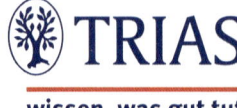

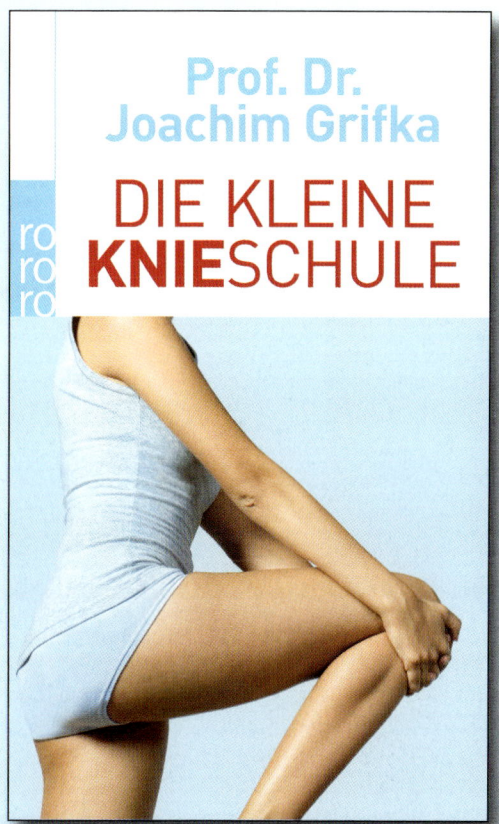
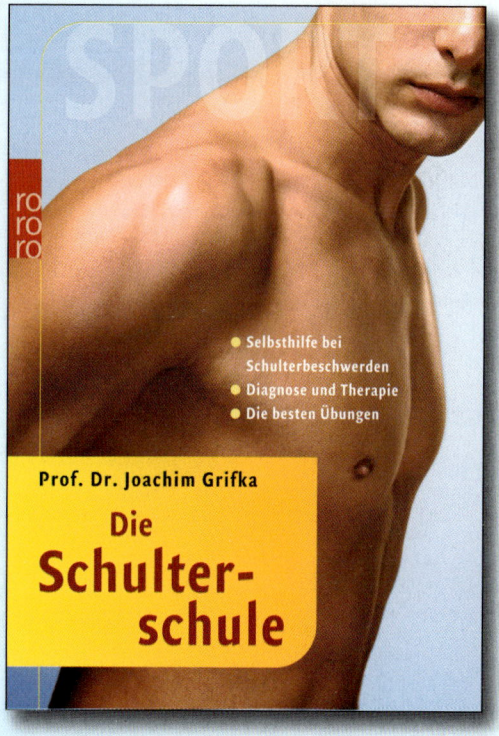

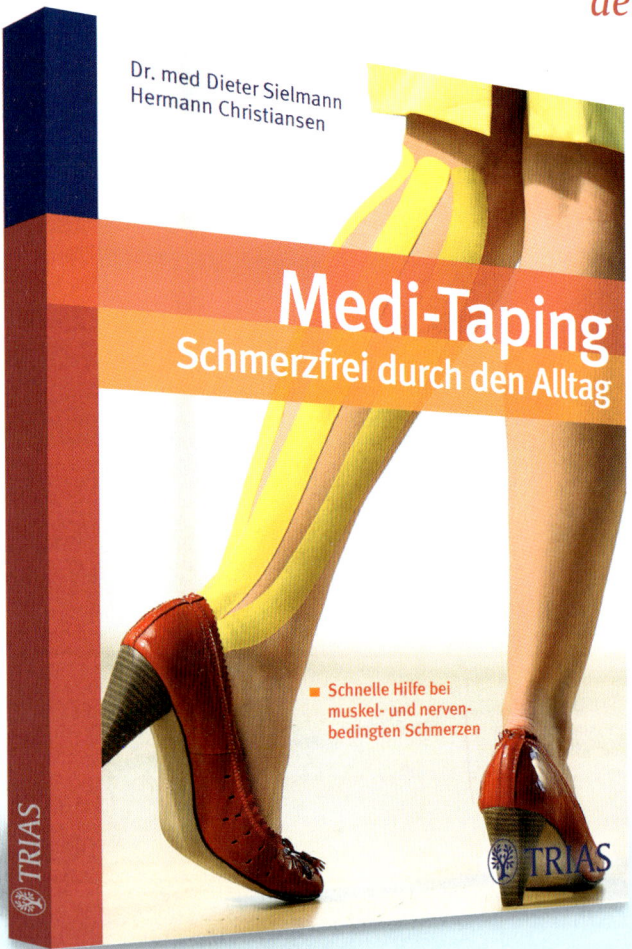
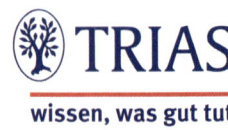